皮膚運動学

機能と治療の考え方

編集　福井 勉

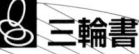

三輪書店

編　集

福井　勉（文京学院大学保健医療技術学部）

執　筆

福井　勉（文京学院大学保健医療技術学部）
山口耕平（脇田整形外科リハビリテーション科）
相谷芳孝（整形外科鳴子クリニックリハビリテーション科）

表紙絵 三嶋紗織　　装 丁 山口みつこ

推薦の辞

　1966年，第三の医学としてリハビリテーションが日本に輸入されてから44年，リハビリテーションは本来の趣旨とは異なって身体機能障害を改善する治療医学として社会から認識されている．リハビリテーションが日本文化によってアレンジされて定着した結果，理学療法士もリスク管理のできる訓練士から身体機能障害を改善する治療技術者としての技能が要求されている．

　しかしながら，リハビリテーション部門における身体機能障害に対する訓練士として教育・養成されてきた理学療法士は，身体機能障害を克服して生活動作を確立させるための知識と技術をもって治療に対応せざるを得ず，理学療法士の業務がリハビリテーションから治療の場面に広がりをみせている．今後，社会のニーズに対応できるのか，多くの理学療法士は不安を感じている．

　福井勉氏の著作「皮膚運動学―機能と治療の考え方」は，まさにときを得たものといわざると得ない．職制上，身体の表面からの対応しかできない理学療法士にとって，皮膚から機能を考えたアプローチは，そく実践できる技術であり，理学療法士の技術の幅を広げられる技能になるであろう．

　皮膚が関節運動および動作運動に関与していることは，臨床上観察されていたものであり，一部の理学療法士が断片的に関節運動改善に試みていたが，福井氏らは，はじめて皮膚の関節運動および動作運動における関与について動作解析装置を使って検証し，皮膚から関節運動および動作機能を考えたアプローチが臨床の場面で技術として使えることを科学的に実証した．皮膚から関節運動および動作機能を考えたアプローチは，一般的には理解できないかも知れない．理学療法士は，技術職としての自負から理解できないことが自分自身の知識や経験の不足が原因だとしても受け入れを拒否する傾向がある．10年，20年経て理解できたとしても，その時では遅すぎる．

　日本人は，しばしば新しいものを評価する時は，自分自身よりも権威者の評価が基準になる傾向があるが，理学療法士は破綻した身体機能構築の専門家である自分自身の眼で評価してほしい．

　限りなく技能の向上を目指す多くの理学療法士の方々に，己の技能の糧として一読することを薦める．

　　　　　　　　　　　　　　　　　　　　　　　　理学療法士　山嵜　勉

序

　皮膚あるいは皮下の筋膜は，従来よりさまざまな治療対象として用いられていたが皮膚の運動学や運動力学，特に関節運動に伴う皮膚の運動方向について記載されたものは，筆者が知る限りみたことがなかった．運動時に皮膚が動くことはあまりにも見慣れていて，著者にはそれ自体が何か運動と関係するなどと考えることもなかった．手術後の瘢痕化が関節運動に影響することは多く経験していても，その影響の程度については不明であった．

　ある日，肩関節屈曲制限を有する症例が肩関節屈曲時に肩峰上で皮膚の皺(しわ)があまりにも大きく盛り上がっているのに気がつき，その皺を取り除くように皮膚を動かすと可動域が改善する事実に遭遇した．その解釈はできずにいたが，いつかこのことを調べなければいけないと感じていた．それ以降，関節運動時に皮膚は本来どの方向に運動するのかを感じとることが重要であると考え，臨床的な洞察を加えていたが，皮膚を誘導する方向については，運動時に皮膚が動く生理的方向へ誘導することが効果的であることが少しずつわかってきた．また，動きの個人差や障害時の代償など，いくつかのことが明確となってきた．現在のところ，基礎的研究は一部しか行っていないが，関節可動域制限の一部は皮膚という身体の表面で生じているという臨床的事実を伝える必要があると考え出版することとした．本書の主な目的としては，身体運動中の皮膚の運動方向を明確にしていくというものである．

　しかしながら，本書の内容は発展途上のものであり，特に理論的背景については，今後の研究により解明されると考える．その点については本書の改訂版に委ねることとし，少しでもお役に立つことができれば，望外の喜びである．

　本書を出版するにあたり，多くの友人に助けをいただき，臨床的に有効であることを勇気づけていただいた．また，本書の表紙にあたっては三嶋紗織氏，山口みつこ氏の協力のもと，内容に合致したすばらしいものを提供していただいた．ここにその方々へ心より感謝申し上げる．最後になるが，三輪書店 濱田亮宏氏の勧めがなければ，ここには至らなかった．青山智社長にも出版を強く勧められて，ここに至るきっかけをいただいた．改めて深謝するとともに，巻頭の辞としたい．

2010 年 8 月吉日

福井　勉

目次

第1章　皮膚運動の理論　　　　　福井　勉

第1節　皮膚運動の特徴 —— 2
1. 皺線（wrinkle lines） —— 2
2. 皮膚割線（cleavage lines, Langer line） —— 5
3. 運動に伴う皮膚の連続性 —— 6
4. 筋収縮との関連性 —— 8
5. 皮膚の緊張線（skin tension lines） —— 9

第2節　皮膚運動の基礎 —— 11
1. 肩関節屈曲・伸展時の皮膚運動 —— 11
2. 股関節屈曲・伸展時の皮膚運動 —— 15
3. 立位荷重時に骨盤を左右に動かした場合の皮膚の動きについて —— 18

第3節　皮膚運動の原則 —— 23
1. 皮膚と運動 —— 23
2. 原則1 —— 25
3. 原則2 —— 27
4. 原則3 —— 29
5. 原則4 —— 32
6. 原則5 —— 33

第4節　運動器疾患への適応 —— 35
1. 関節可動域の改善 —— 35
2. 筋運動の改善 —— 35
3. 姿勢の改善 —— 38
4. 運動療法への応用 —— 40
5. 皮膚の評価 —— 40

第2章　運動器疾患に対する治療への応用

第1節　関節運動の改善　………　福井 勉　44

1. 肩甲帯 ———————————————————— 46
2. 肘関節 ———————————————————— 63
3. 前　腕 ———————————————————— 64
4. 手関節 ———————————————————— 66
5. 上肢関節間での皮膚運動の方向について ——— 71
6. 股関節 ———————————————————— 77
7. 膝関節 ———————————————————— 90
8. 足部・足関節 ———————————————— 94
9. 下肢関節間での皮膚運動の方向について ——— 100
10. 頸　部 ———————————————————— 106
11. 体　幹 ———————————————————— 110
12. 姿勢や運動への応用 ————————————— 120

第2節　症例紹介　……　山口耕平・相谷芳孝　132

1. 第4～5腰椎分離症を有する
   右人工膝関節全置換術後 ——————————— 132
2. 急性筋膜性腰痛 ——————————————— 134
3. 右肩関節周囲炎① ——————————————— 136
4. 右肩関節周囲炎② ——————————————— 138
5. 右脛骨高原骨折および右腓骨骨折
   （観血的整復固定術後）——————————— 140
6. 右シンスプリント —————————————— 142
7. 右脛骨高原骨折 ——————————————— 144
8. 右胸郭出口症候群 —————————————— 146
9. 橈骨遠位端骨折 ——————————————— 148
10. 頸部痛（寝違え）—————————————— 150

第3節　今後の展望 .... 福井　勉 152
　1．筋緊張の改善 ──────────── 152
　2．姿勢の改善 ──────────── 152
　3．おわりに ──────────── 152

注：本文中の図で示した矢印

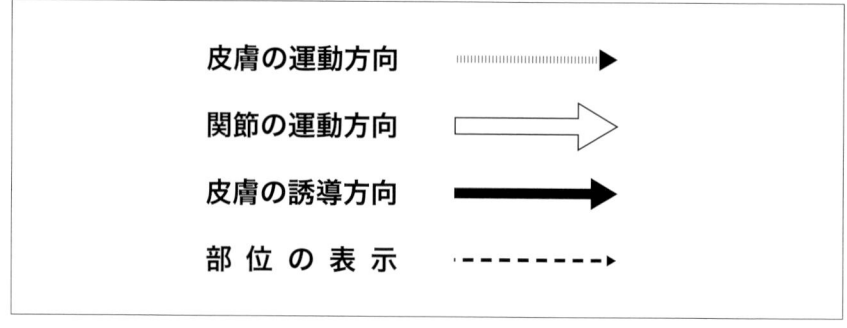

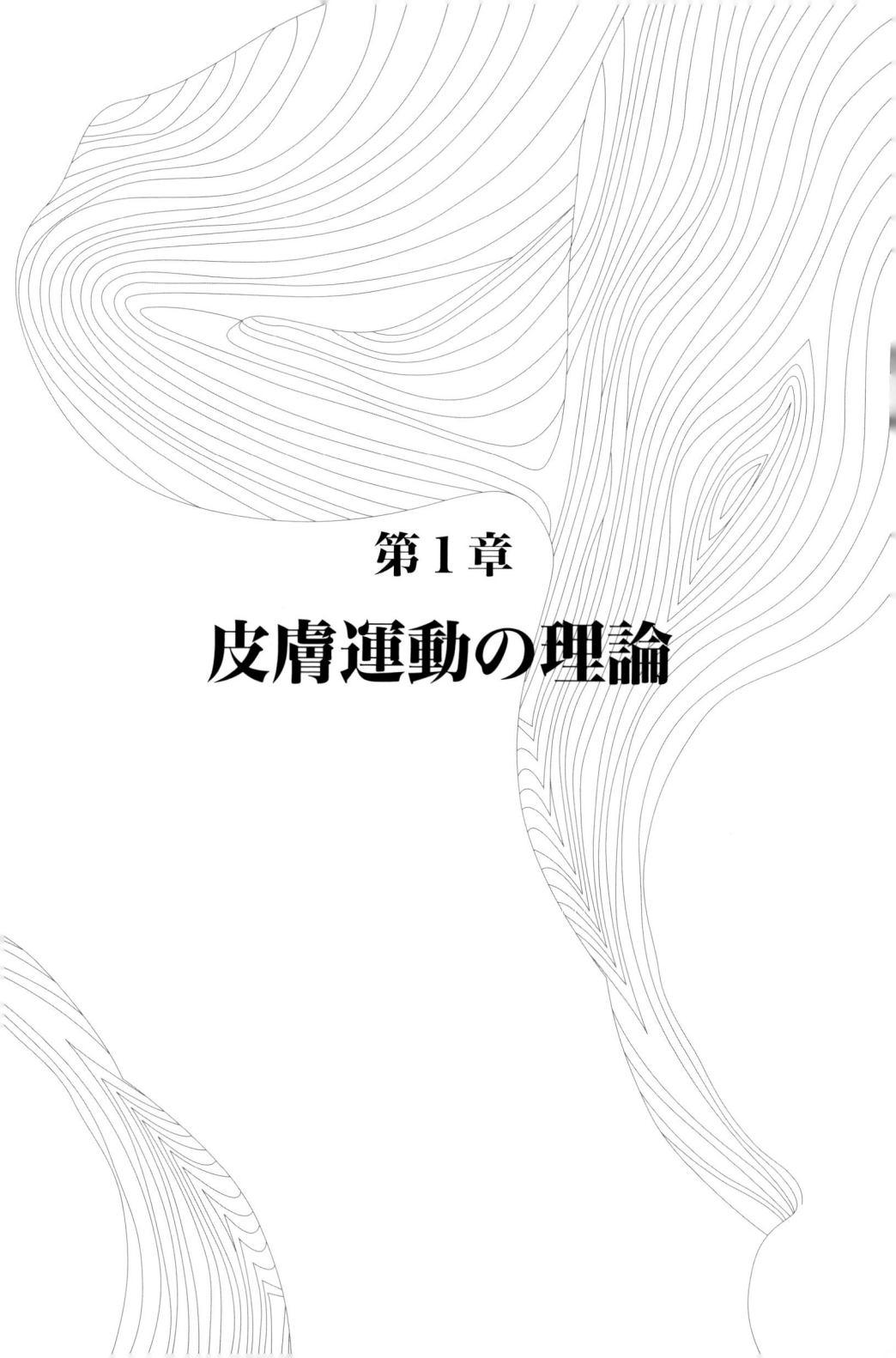

第 1 章
皮膚運動の理論

第1節 皮膚運動の特徴

1 皺線 (wrinkle lines)

　身体運動では，多くの部位で皮膚に皺が観察できる．逆に皺が観察できる部位があれば皮膚が伸張される部位もある．皮膚には皮溝と皮丘があり，皮溝の走行方向は身体部位で決まっている[1]．いくつかの皮溝が集まって皺を形成するようにみえるが（図1），皮溝があることで皮膚が伸張された時に長さを調節することが可能である（図2〜7）．手掌では皮線と呼ばれる部位が運動時に深く，あるいは浅くなり骨関節運動に対応している．皮膚を他動的に集めて皺をよせようとする時には，皮溝を近づけるようにすると皺がよりやすい．また，関節付近には皺が大きくなる部位が存在し，同じ運動では一定の部位に皺が観察できることが多い．個人間の比較をすると，おおまかには同じ部位に皺が観察できる傾向はあるが一定の部位ではない．皺が恒常的に観察される部位では皺が深くなり，線のようにみえ，伸張しても皺の部位は明確に判断できる．多くの人で観察される膝窩部の皺は，そのよい例である．図8は体幹回旋時の

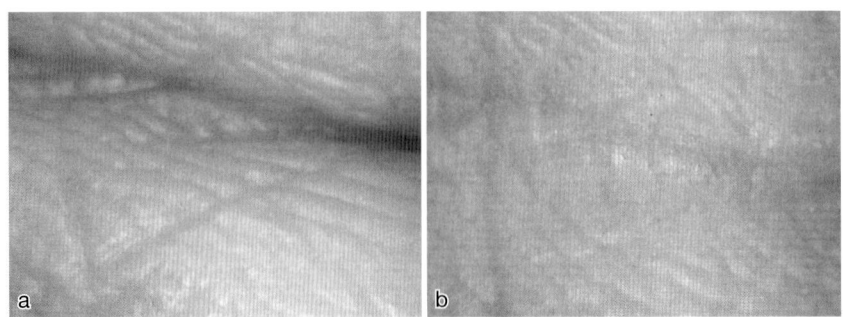

図1　手掌中央の皮膚〔中手指節関節を屈曲および（a）伸展（b）した時の皮溝と皮丘の動き〕
　　屈曲時には皮溝が深く，伸展時には浅くなり長さを調整しているのがわかる

第1節 皮膚運動の特徴 3

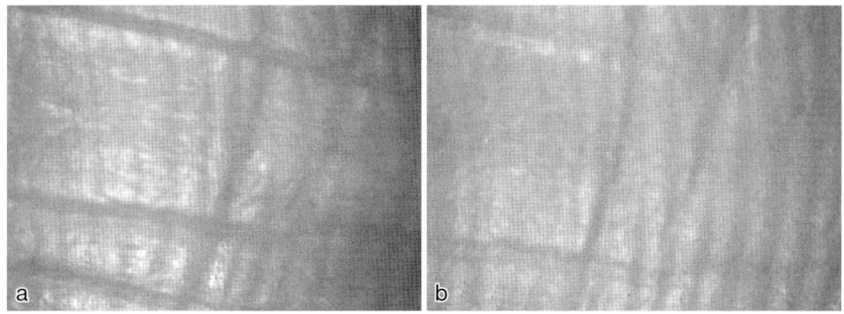

図2 母指球の皮膚（a）を遠位方向に伸展した状態（b）の皮溝と皮丘の動き
伸展されると皮膚全体は長くなり，上下方向へ伸張されている

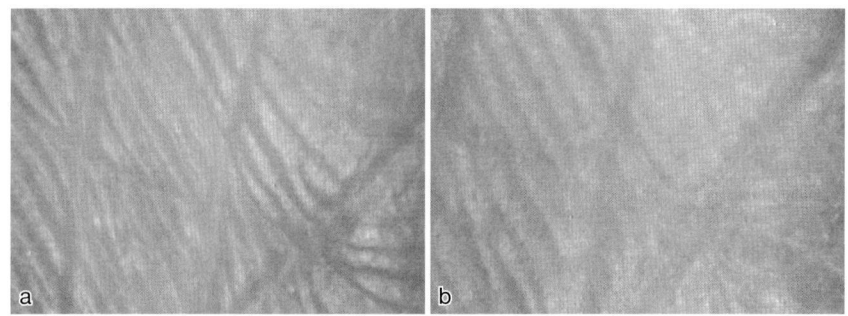

図3 小指球の皮膚（a）を遠位方向に伸展した状態（b）の皮溝と皮丘の動き
伸展されると皮膚全体は長くなるが，皮溝の方向性には部位によって異なる特徴がある

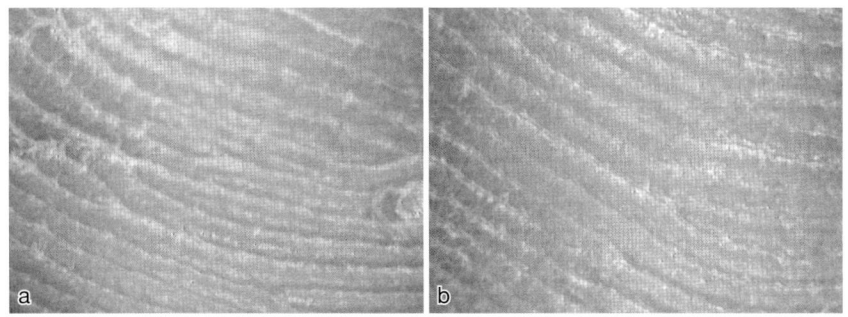

図4 母趾球の皮膚（a）に他動的伸張を加えた場合（b）
bでは皮溝間が広がっているのが観察される

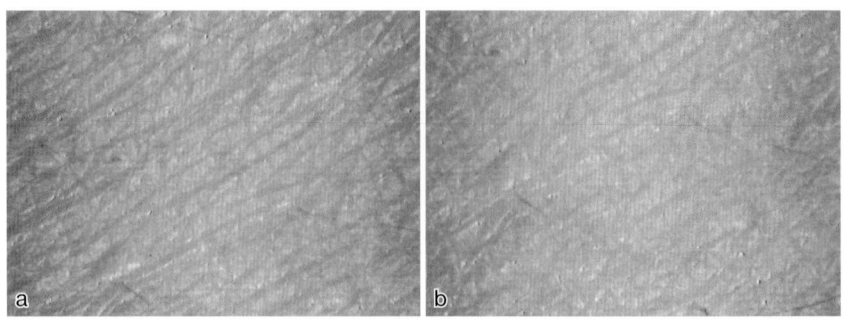

図5 腹部の皮膚（a）を伸張した場合（b）
一定方向の皮溝が目立つが，あらゆる伸張方向に対応するようにみえる

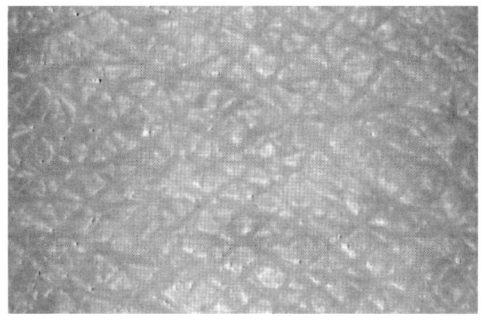

図6 前腕部掌側の皮溝と皮丘（図上が末梢方向）
斜方向の交差線が混ざり，回内・回外運動に対応しているようにみえる（三角形状）

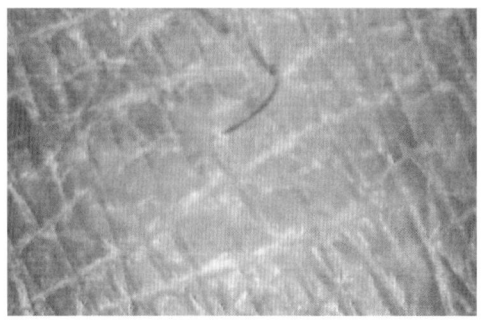

図7 下腿脛骨前面の皮膚
四角形状を呈している

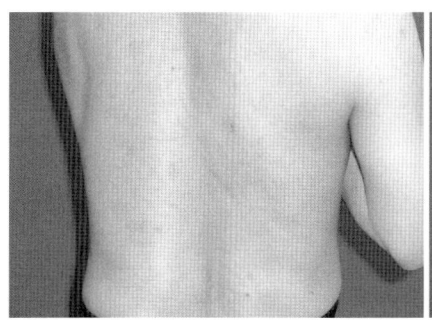 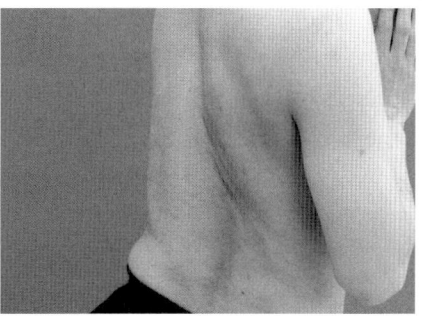

図8 体幹回旋時の皺
人により皺ができる部位は異なる

皺である．体幹回旋時の皺は，肋横突関節と胸肋関節のどの高位で回旋（後方回旋）が生じるかで個人差が出るようである．

　ところで，関節周囲にある皺は運動時に深くなると運動を制限する傾向を有する．また，皮下には皺を形成する元となる筋膜があり，その結合組織の集約性が強い部位に帯状の連続ができる[2]とされている．例えば，上肢を水平外転する際に肩甲骨は内転する．そのような運動連鎖に関連する事項のある程度は皮膚に委ねられていると考えられるのではないだろうか．肩甲骨が内転しにくい場合，さらに水平外転をしようとすると，肩関節前部の皮膚は伸張され，後部は逆に弛緩し皮膚に皺が観察できる．肩甲骨内転運動が大きい人では，同部に観察される皺はそれほど大きくならないことから，皮膚はどのような方向に動くことが標準的なのか，あるいは生理的なのかが，明らかになると考えられないだろうか．

2　皮膚割線（cleavage lines, Langer line）

　皮膚は面積が体重比で16％を占める最大臓器である[1]．機能的には体温調節，生体防御などのほかに，感覚器として重要であるとされている．感覚器としての重要性は，特に理学療法に応用可能な点である．皮膚割線は，皮膚の張力方向を示しているといわれている．この線はライン間では伸張性が高いが，ライン方向の伸張性は低いとされている．したがって，張力を制御するのにこの皮膚割線を参考にすることは，きわめて妥当な考えではないだろうか．手術時の

皮切部位が，術後の理学療法に影響している事実は，瘢痕形成だけではなく，運動時に皮膚が動く方向性を障害しているからであるとも考えられる．特に皮膚の他動的可動性の左右差は，関節可動域の大きさとも一致していると臨床的印象が強い．もちろん，皮膚の感覚器としての機能がなければ望むべくもないが，その生理的特徴を活用することが重要である．栗原[2]によると，皮膚割線は死体に直径2mmのつき切りをつくり，その円形皮膚欠損の伸張される方向から皮膚張力を決定したが，現在ではそれよりも皺線に沿う切開が手術に適切であるとしている．

3 運動に伴う皮膚の連続性

　ゴルフスイングの際にトップでは右回旋，フォローでは左回旋が身体各部位に生じる（右利きの場合）．回旋運動がさまざまな関節で生じる割合は，個人差が大きい．例えば，トップでは右股関節内旋が生じるが，この大きさが不十分であれば，それ以外の部位に過剰な回旋が生じる．そのような運動に伴い，皮膚もある部位では伸張され，ある部位では弛緩してしまう．これらは目的運動に関する筋の収縮形態，関節運動などとともに，身体運動にある種の歪みを形成させることとなる．関節包，靱帯，筋，筋膜などとともに歪みが生じるために，皮膚は運動制限の原因にも結果にもなり得る．瘢痕が運動制限となることもあり，関節の炎症から結果的に皮膚に影響が出る場合もあると考えられる．例えば，図9～10 では体幹後部の縦切開の創部が横方向に広がっていることがわかる．

　しかしながら，身体運動では多くのバリエーションとともにある種の制約事項がある．組織の伸張性もその一つである．前述のゴルフスイングの例で股関節回旋制限は，例えば体幹部の過剰回旋となる．最も動きが少ない部位から考えることで過剰運動の障害は軽減可能である．この股関節と体幹部の運動のしやすさの兼ね合いを，トップの際に最も伸張される皮膚のつながりとして考えることが可能ではないだろうか．今までは筋膜の連続性としてこれを捉えてきた流れがあり，現在の主流といってよいであろう．この一連の連続性をラインと呼ぶ場合もある[3,4]．このように筋筋膜の連続性は重要であると考えられるが，本書においては，身体運動に伴う皮膚の運動特性を考えていく．

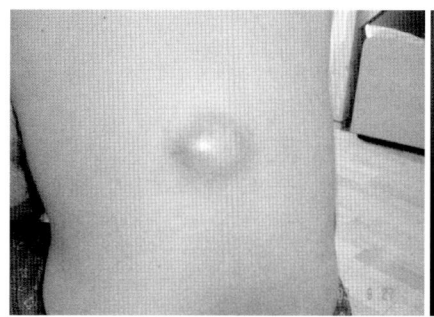
a. 粉瘤術前

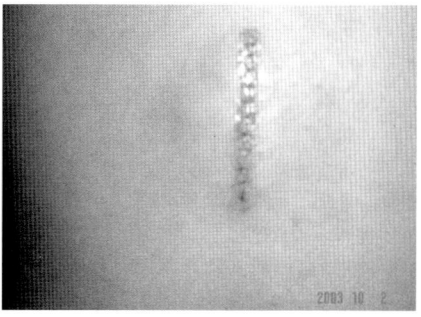
b. 粉瘤術後

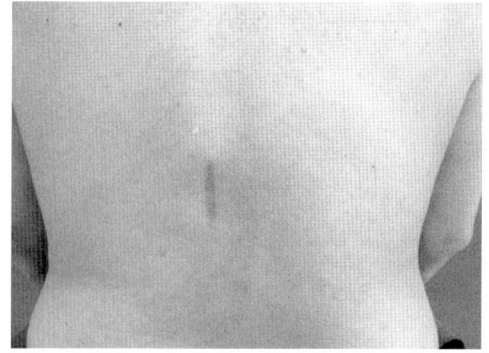
c. 術後7年後

図9　体幹後部の縦切開創部が横に広がっている

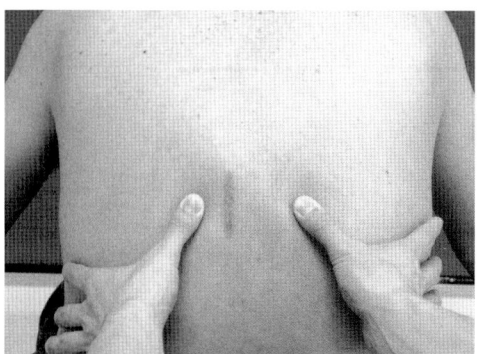

図10　皮膚を横に広げると創部も広がることがわかる

4 筋収縮との関連性

　筋収縮および弛緩して関節運動を行う際に，超音波診断装置で浅層筋の運動を観察すると，浅筋膜より浅層部に対して深層部に位置する筋の間に滑走が生じていることが観察される（図11）．例えば，膝関節伸展運動では大腿四頭筋の停止である脛骨部が起始部である腸骨に近づく運動であるため，大腿四頭筋は停止から起始方向に移動することはいうまでもない．しかしこの際，収縮しない皮膚が一緒に運動していたら鼠径部で皮膚が集まりすぎてしまうであろう．皮膚が筋ほど動かないからこそ膝関節伸展運動が円滑に行われるとも考えられる．大腿部前面の皮膚を膝の方向に他動的に移動させると，浅筋膜下でまるで大腿四頭筋が停止から起始方向に移動しているようにみえる（図12）．つまり，浅筋膜より浅層部と深層部の間で反対方向に移動することが観察できる．皮膚を適切な方向に誘導すると関節運動が楽に行えるように感じるのは，この滑走状態を作り上げているからではないかと筆者は推測している．さらに浅層筋の過剰収縮による不適切な関節運動は，この滑走が少ないために生じるか，あるいは皮膚が本来あるべき位置にないために生じてしまっていることと関連があるのではないかと考えている．換言すると浅筋膜より深層と皮膚の間に適切な中間位というものがあるとすれば，その中間位に偏りがあるために浅層筋に過剰収縮が生じるのではないかと推測している．

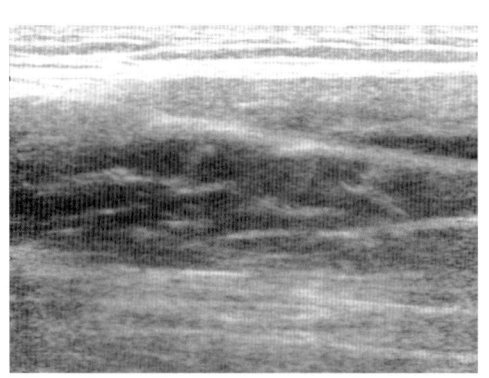

図11　大腿前面の超音波画像（長軸）
矢印の下が大腿四頭筋となっており，矢印の部分から上（浅層部）は動かない．矢印の層で滑走しているのが観察される

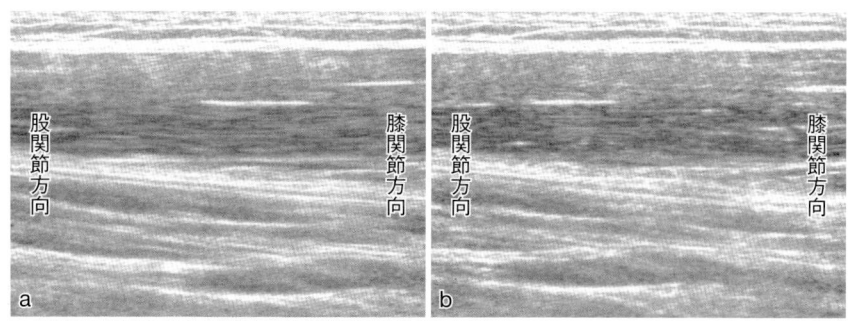

図 12　大腿前面の皮膚を移動させた場合の超音波画像
aは安静状態，bは膝関節を伸展した状態で浅筋膜より下部が左へ移動していることがわかる

　超音波画像を観察すると，皺の形成は浅筋膜層において皮下組織と筋の間の滑走を妨げているようにみえる．Kraissl[5]は正常な皺線は一般に皮膚に存在する筋の走行に対して直角方向に生じるとしている．逆に皺を取り除くような方向に皮膚を誘導すると，筋収縮が得られやすい臨床的な印象があるのは，このためであると考えている．

5　皮膚の緊張線（skin tension lines）

　皮膚の緊張線は，さまざまなものがある[6,7]．なかでも Borges[7] は，皮膚にかかった緊張を緩めた肢位で最も緊張がかかっている方向を RSTL（relaxed skin tension line）として，さまざまな皮膚の緊張線と区別した．Borges は，皮膚を局所的につまんでできる皺を観察して RSTL の走行を調べている．つまんだ皺と皺の間が平行になれば RSTL であり，平行にならない時は RSTL とはならず，皺の走行が S 字状になってしまい，特にその方向が重要であるとした．また，この緊張線は皮下に存在する骨，軟骨，組織の突出および関節の動きに影響されるとしている．筆者はこの RSTL を参考に関節可動域の最終域で皮膚の緊張線を検討中である．図 13〜14 は前腕部の皮膚の緊張線であるが，回内最終域と回外最終域では緊張線がまったく異なる．可動域に影響を与えているのは，この最終域での皮膚の緊張線である．したがって，可動域をコントロールするには，最終可動域での皮膚の緊張線を考慮することが重要であると考え

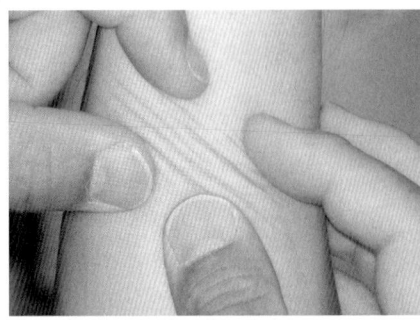
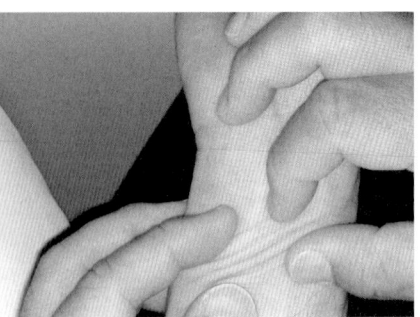

図 13　右前腕回内位での皮膚の緊張線
尺側が遠位方向に伸びている

図 14　右前腕回外位での皮膚の緊張線
橈側が遠位方向に伸びている

ている．このことについても，改訂版で明らかにしたいと考えている．

文　献

1) 清水　宏：あたらしい皮膚科学．中山書店，2005, pp1-26
2) 栗原邦弘：手足部での切開とアプローチ．*PEPARS*　23：92-101, 2008
3) Schultz RL, et al：The Endless Web-Fasical Anatomy and Physical Reality. North Atlantic Books, Berkeley, 1996, pp53-79
4) Myers TW：Anatomy Trains 2nd ed. Churchill Living Stone, New York, 2008
5) Kraissl CJ：The selection of appropriate lines for elective surgical incisions. *Plast Reconstr Surg*　8：1-28, 1951
6) 並木保憲：皮膚緊張線について．*PEPARS*　23：13-18, 2008
7) Borges AF：Relaxed Skin Tension Lines（RSTL）versus Other Skin Lines. *Plast Reconstr Surg*　73：144-150, 1984

第 2 節　皮膚運動の基礎

1　肩関節屈曲・伸展時の皮膚運動[1]

　肩関節を屈曲させる際に，皺が肩峰付近による（**図 15**）が，この皺が大きすぎると屈曲制限因子となる．上腕部において母指側（橈側）皮膚と小指側（尺側）皮膚を触診したままで肩関節屈曲を行ってもらうと母指側皮膚と小指側皮膚が反対方向に動くことが感じとれる．上腕部の皮膚は，本来どのような方向に動くのか確かめるために，マーカーを上腕皮膚上に貼付し，肩関節屈曲・伸展を行ってもらった．対象は健常成人 7 名（年齢 28.0±9.0 歳，身長 168.0±5.0 cm，体重 63.0±8.0 kg）で，右肩関節屈曲・伸展運動を端座位および立位にて行ってもらい計測した．マーカーは第 7 頸椎棘突起，胸骨柄上部，剣状突起，両肩峰，および右肩峰と右上腕骨外側上顆を結ぶ直線を 4 等分し，上腕母指側の 1/4[F1]，2/4[F2]，3/4[F3]，上腕骨外側上顆[F4]，上腕小指側の 1/4[B1]，2/4[B2]，3/4[B3]，上腕骨外側上顆[B4]として貼付した．さらに右橈骨

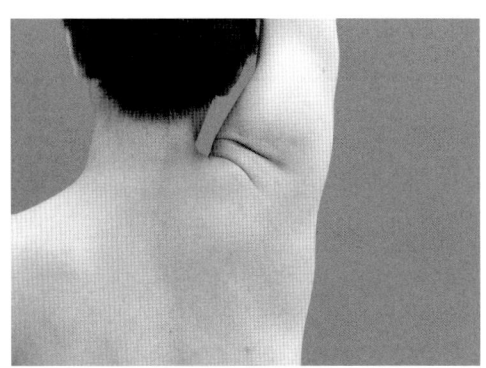

図 15　肩関節屈曲時に肩峰付近とその近位による皺

茎状突起と右尺骨茎状突起にも貼付した（図16，マーカー直径 12 mm）．肩関節屈曲・伸展時のマーカー位置を3次元動作分析装置 VICON MX（MXカメラ8台，計測周波数 120Hz）にて計測し，マーカーの動き（皮膚運動）と肩関節屈曲・伸展の関係を調べた．そして，上腕母指側と上腕小指側に対応するマーカー同士（F1-B1，F2-B2，F3-B3，F4-B4）が上腕長軸（両茎状突起中点と右肩峰を結ぶ点）となす角度を矢状面に投影した角度（angle1：F1-B1，angle2：F2-B2，angle3：F3-B3，angle4：F4-B4）を計測パラメータとした．その結果，angle1 は屈曲時に大きくなり，伸展時に小さくなった（図17）．すなわち，上腕母指側のマーカーは屈曲時に末梢側（手方向）に，伸展時に中枢側（肩方向）へ移動したことになる（図18，19）．上腕小指側のマーカーは相対的にその逆方向に移動した．angle1～4 の平均角度はそれぞれ座位で 48.8±13.71°，28.6±9.50°，17.4±6.33°，11.9±8.03°，立位で 53.6±12.38°，28.9±8.93°，15.9±6.21°，10.0±6.65° といずれも，angle1＞angle2＞angle3＞angle4（p＜0.01）となり，角度の変化量は肩関節に近いほど大きかった．肩関節屈曲角度と angle1～4 の角度の時系列データの相関係数はいずれも有意であった（p＜0.001）．以上により，関節運動に伴い皮膚が集まるようになる部位では皮膚は離れ，離れるようになる部位では皮膚は集まってくることがわかった．肩関節屈曲時の肩峰付近の皺，伸展時の腋窩後方部の皺は運動制限となり得ると考えられた．

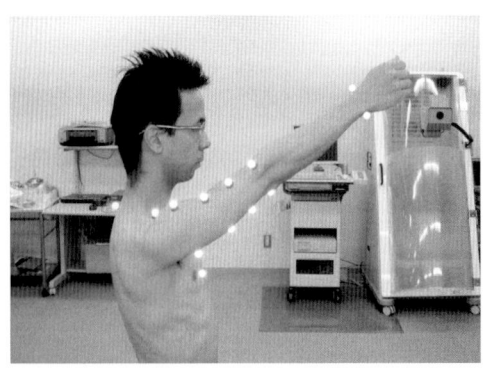

図16　マーカー位置
上腕母指側に4カ所，上腕小指側に4カ所のマーカーを貼付してその動きを観察した

第 2 節　皮膚運動の基礎　**13**

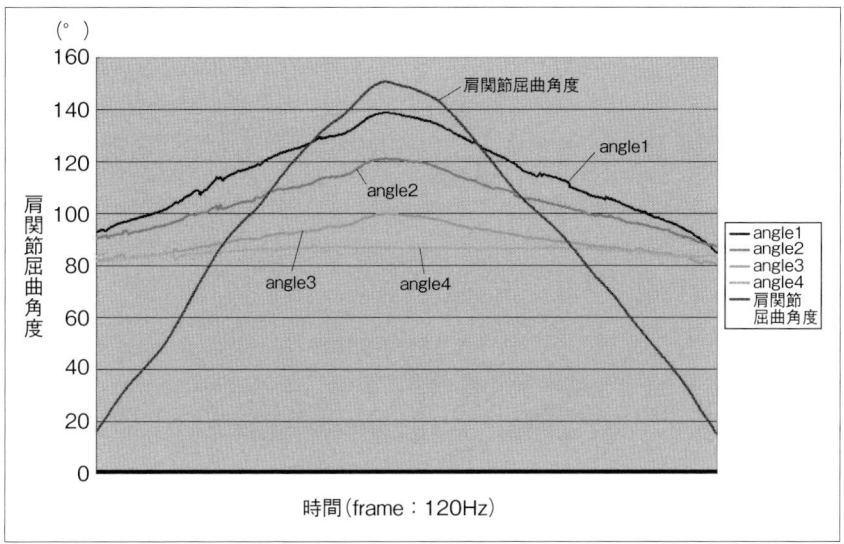

図 17　上腕母指側と上腕小指側マーカーがなす角度の変化
肩関節が屈曲するにつれて，angle1～4 が大きくなり，伸展するにつれて小さくなる．
角度の変化量は肩関節に近いほど大きい（縦軸は角度，横軸は時間を示す）

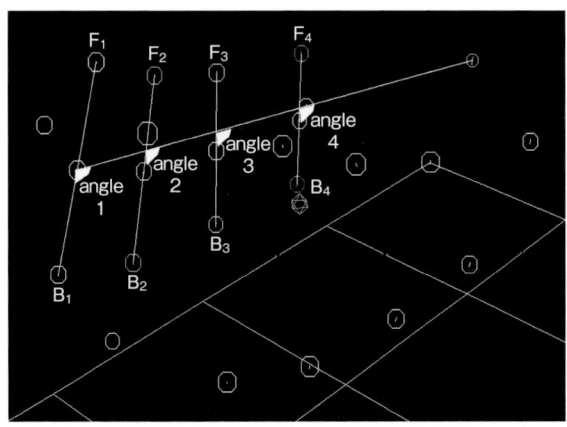

図 18　マーカーと角度の関係
上腕母指側マーカーは上腕小指側マーカーと比較して肘方向に移動することがわかる

この皺が深くならないように，上腕部母指側を屈曲時に末梢方向へ，伸展時に中枢方向へ軽微な力で他動的に移動させると，皮膚への生理的な運動をサポートすることとなり，運動療法に応用可能と判断した．さらに上腕部小指側をこの反対方向に誘導すると肩関節運動はさらに容易になることや，体幹側の皮膚

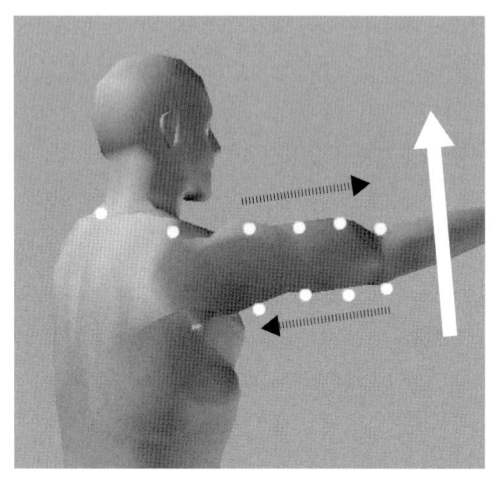

図19　肩関節屈曲時の皮膚の運動方向

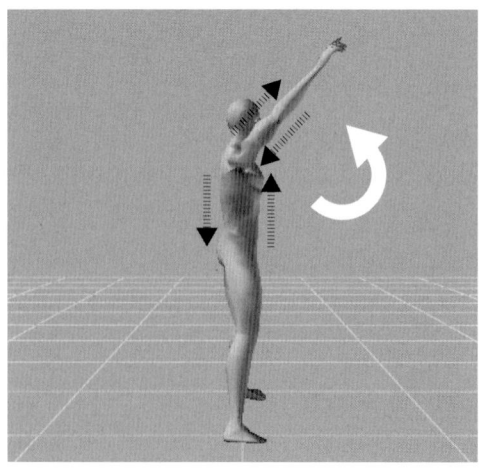

図20　肩関節屈曲時の上腕と体幹の皮膚運動

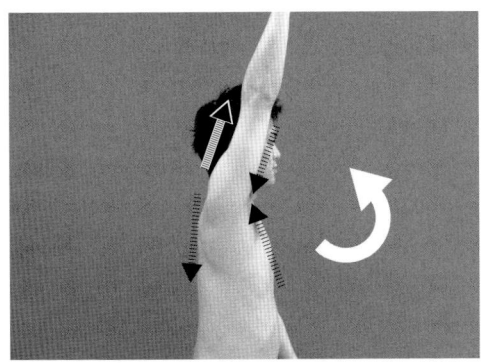

図 21　肩関節に屈曲制限があると矢印（➡）方向の皮膚運動が小さくなる

も同様に「皺がよらない」方向に動かすと，肩関節屈曲はより容易になることが臨床的に観察された（図 20）．これにより肩関節運動制限を有する人は，皮膚の運動が小さいという臨床的印象も支持された（図 21）．

2　股関節屈曲・伸展時の皮膚運動[2]

次に股関節屈曲・伸展時の運動を同様に計測した．対象は 5 名の健常成人（年齢 31.2±4.89 歳，身長 166.6±3.85 cm，体重 60.0±6.60 kg）で，計測肢位は背臥位で全員右下肢で計測した．マーカーは胸骨柄上部，剣状突起，両上前腸骨棘，および右上前腸骨棘と右膝蓋骨上を結ぶ直線を 4 等分にし，大腿前面の 1/4 を F1，2/4 を F2，3/4 を F3，右膝蓋骨を F4，大腿後面座骨結節部を B1，1/4 を B2，2/4 を B3，3/4 を B4 として貼付した．さらに，大転子と大腿骨外側上顆部にも貼付した（マーカー直径 9.5 mm）．右股関節屈曲・伸展時のマーカーの位置を 3 次元動作分析装置 VICON MX（MX カメラ 8 台，計測周波数 120Hz）を用いて計測し，マーカーの動き（皮膚運動）と股関節屈曲・伸展の関係を調べた．なお，運動時には下肢運動をなるべく矢状面に限定するように足関節部にスリングを装着して内・外転運動を制限し，股関節屈曲に膝関節屈曲運動が伴うようにした（図 22）．大転子，大腿骨外側上顆部の矢状面投影点がベッドの水平面となす角度を股関節屈曲角度とし，大腿部前面と後面の対応

するマーカーどうし（F1-B1，F2-B2，F3-B3，F4-B4）が大腿長軸となす角度を矢状面に投影した角（angle1：F1-B1，angle2：F2-B2，angle3：F3-B3，angle4：F4-B4）を計測パラメータとした．その結果，angle1〜4 の平均角度は 12.9±5.85°，2.0±2.20°，1.4±1.51°，7.0±1.62° となった．股関節屈曲角度と angle1〜4 の時系列相関係数はいずれも有意であり（p<0.001），特に angle1 の相関係数はいずれも 0.99 以上であった．本結果より股関節屈曲が増大するにつれて大腿部前面マーカーと大腿部後面マーカーの大腿長軸に対する角度は増大した（図 23）．つまり，大腿部前面の皮膚は屈曲時に末梢側（膝方向）に，伸展時に中枢側（股方向）へ移動し，大腿部後面の皮膚は屈曲時に中枢側（股方向），伸展時に末梢側（膝方向）へ移動した．本実験方法では膝関節が股関節屈曲とともに同時に屈曲したため，膝付近の皮膚の動きも影響した．屈曲するにつれ大腿部前面の皮膚は膝蓋骨方向へ移動し，大腿部後面遠位の皮膚は股関節方向へ移動したこととなる（図 24）．

前述の 2 実験では，肩関節屈曲時および股関節屈曲時ともに皮膚どうしが近

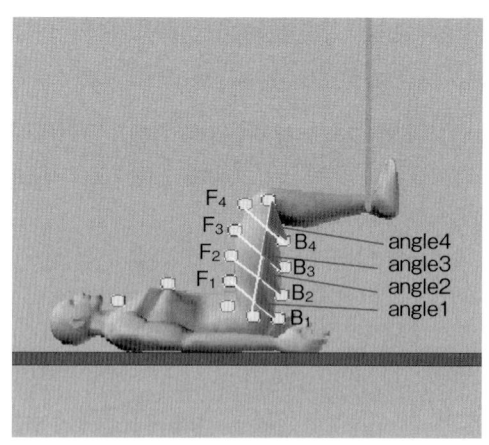

図 22　大腿部前面と後面の対応するマーカーどうし（F1-B1, F2-B2, F3-B3, F4-B4）が大腿部長軸となす角度を矢状面に投影した角（angle1：F1-B1, angle2：F2-B2, angle3：F3-B3, angle4：F4-B4）を計測した

づこうとする面では皮膚が離れる方向に移動した．また，皮膚どうしが離れようとする面では近づく方向に移動し，運動時に皮膚の長さが余り，皺が観察で

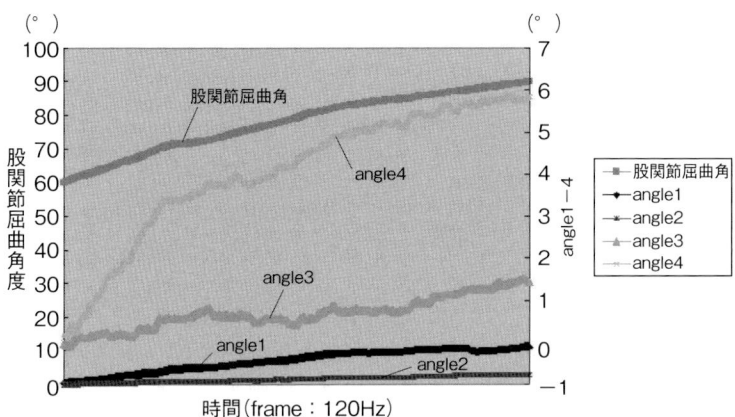

図23　股関節屈曲が増大するにつれて大腿部前面マーカーと大腿部後面マーカーの大腿長軸に対する角度は増大した．なお，angle4の変化が最も大きかった（縦軸は角度，横軸は時間を示す）

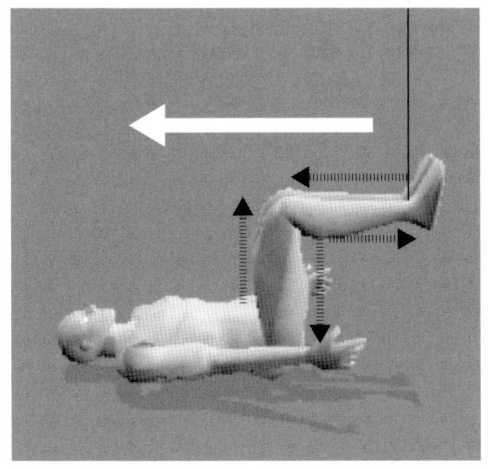

図24　図のようにスリングで足関節を牽引した状態での股関節屈曲は皮膚を矢印（→）方向に動かす運動となる

きる部分では皮膚が離れ，長さが不足する部分では長さを補うように動くことが認められた．鼠径部の皺が大きい症例では，股関節屈曲筋の活動が大きいという臨床的印象があるが，皺による制限により必要以上の屈筋活動が強いられている．皺による制限に対する張力を強めているようにも感じられる．つまり，皮膚運動は筋・関節運動に影響を及ぼすことを示唆していると考えられる．股関節屈曲の際に大腿部前面の皮膚を膝関節方向へ軽く誘導しながら行うと，楽に屈曲することができることは前述の実験結果を支持している．

前述の2つの実験結果をまとめると，「皮膚は関節運動の骨どうしが近づく場合には遠ざかる方向へ，また骨どうしが離れる場合には近づく方向に移動した」ことになる．

3 立位荷重時に骨盤を左右に動かした場合の皮膚の動きについて[3]

荷重時における大腿部の皮膚の動きを前額面で分析した．実験は足部を平行に30cm開いた左右対称の立位姿勢から骨盤を左右に最大限移動させた運動時の下肢の皮膚運動を分析した．すなわち移動した側の股関節は内転位，反対側は外転位となる．頭部はなるべく左右に移動しないように，また膝関節は伸展位を維持するように指示を行った．サンプリングタイムは120Hzとした．被験者には下肢の前後と内側・外側に60個のマーカーを長軸方向に貼付した（図25）．その結果，骨盤が移動した側の大腿部外側の皮膚は伸張されつつ大きく上方に移動した．また，骨盤移動側の大腿部内側の皮膚は弛緩しながらやや上方に移動した（図26～29）が，上方移動量は外側のほうが大きかった．前述の2実験と同様に，相対的には内側皮膚は外側皮膚と比較すると下方へ移動した．一方，反対側下肢では，移動側と反対のことが生じた．すなわち，大腿部外側では大きく下方移動，大腿部内側ではやや下方移動した．最も大きく生じた皮膚の動きは，移動側の大腿部外側で大きく上方に移動し，反対側外側で大きく下方に移動した．つまり，荷重時に内転する下肢の大腿部外側の皮膚は上方に移動し，その反対側で外転する大腿部外側の皮膚は下方に移動したことになる（図30）．また，大腿部内側では逆の動きが生じた．本実験では興味深いことに下腿部の皮膚は大腿部と同じような傾向を示すものと，反対の傾向を示すものが認められた．例えば，骨盤を左に移動させた場合，全被験者とも

大腿部外側の皮膚は上方に移動したが，下腿部外側の皮膚は上方に移動する例も，下方に移動する例もあった．また骨盤を左に移動させた際に，左距骨下関

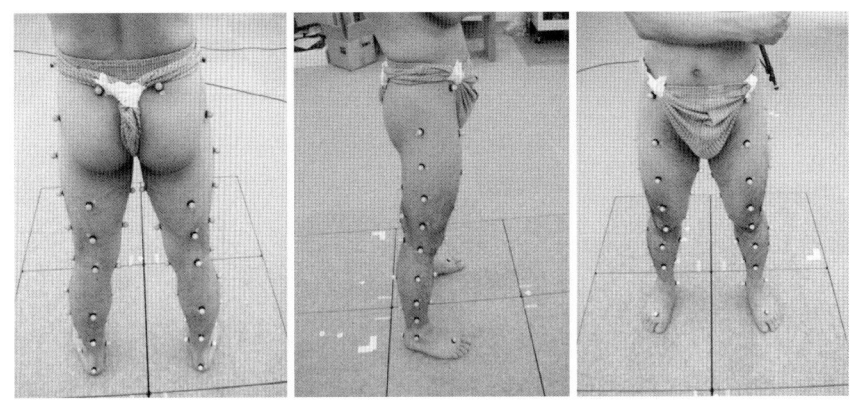

a. 後面　　　　　　b. 側面　　　　　　c. 前面
図25　後面，側面，前面に貼付したマーカー

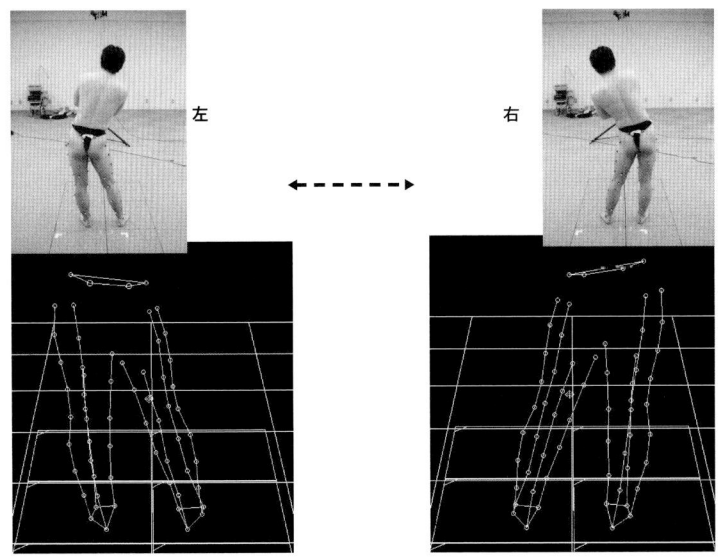

図26　後面からみた際のマーカー移動
移動側の大腿部外側における皮膚は伸張しながら上方移動している

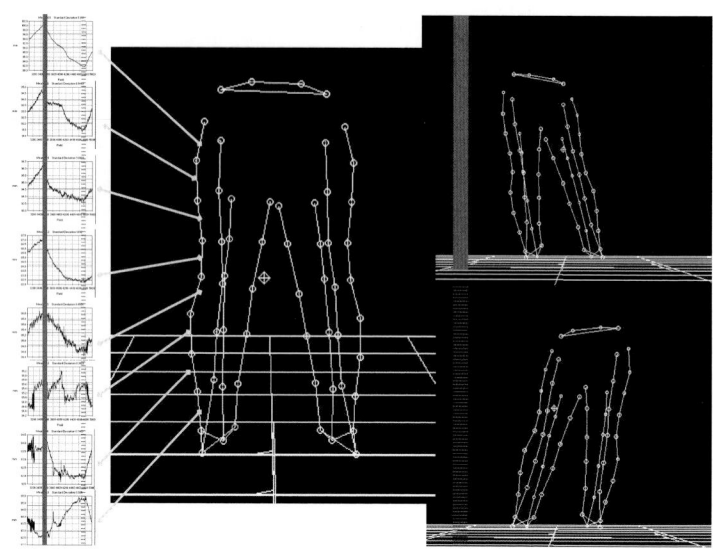

図 27　前面からみた際のマーカー間距離の推移
下肢外側でも大腿と下腿では移動する量が異なる

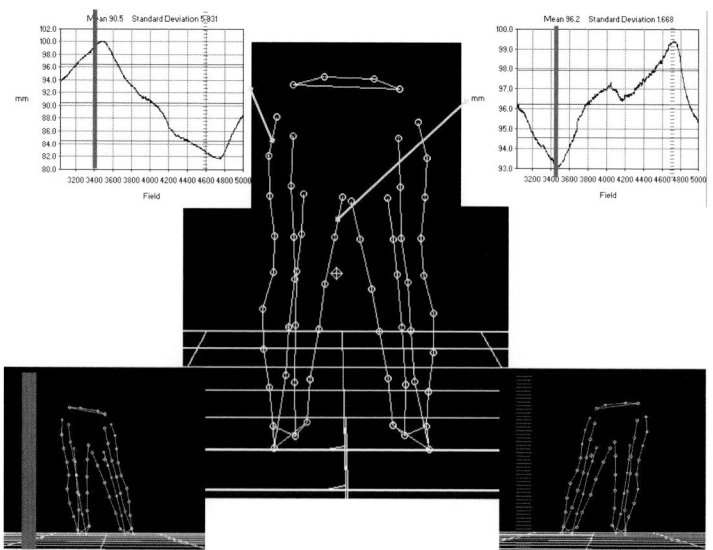

図 28　大腿部内側・外側のマーカー間距離の推移
移動側の大腿部外側の皮膚は伸張され，大腿部内側は弛緩した

第2節　皮膚運動の基礎

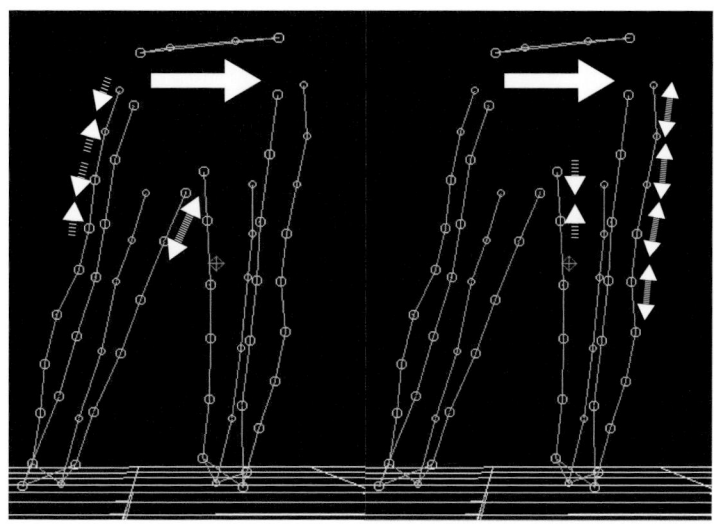

図29　骨盤を左に移動した場合の大腿部のマーカー間距離の変化を矢印で示す

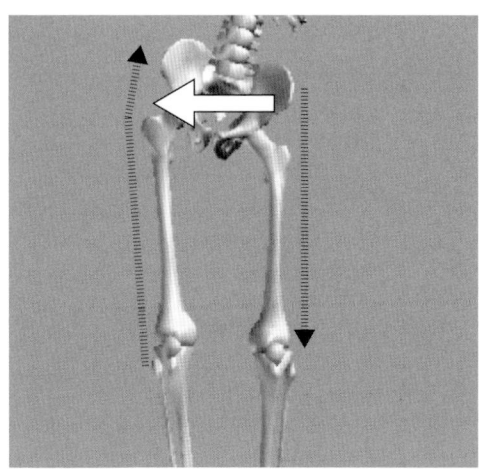

図30　皮膚の移動方向

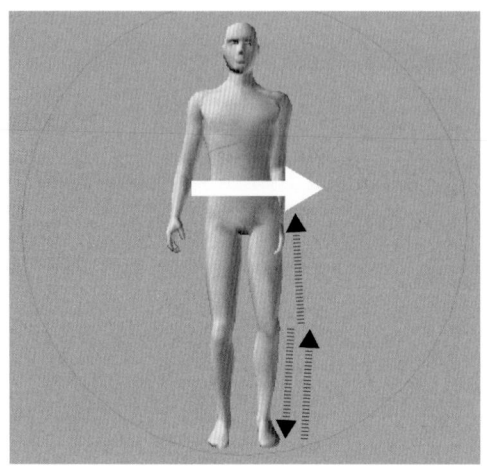

図31 骨盤左移動における皮膚の移動
大腿部外側は上方移動するが，下腿部外側は上方移動，下方移動の両方があり，足部の影響と考えられる

節を回内して骨盤移動を止めようとした場合では，下腿部外側の皮膚は下方に移動し，膝関節を境に上下で反対方向に皮膚が移動する傾向があった（図31）．

文 献

1) 福井 勉, 他：肩関節屈曲伸展時の皮膚・浅層筋膜の運動特性について．理学療法学 **34（Suppl 2）**：152, 2007.
6) 福井 勉, 他：股関節屈曲伸展時の皮膚の運動特性について．理学療法学 **35(Suppl 2)**：86, 2008.
7) Fukui T, et al：Skin movement of lower extremity during Pelvic lateral sway. program & abstract 10th International Congress of the Asian Confederation for Physical Therapy. 2008, p98

第3節　皮膚運動の原則

1　皮膚と運動

　手術創による瘢痕形成が関節運動に影響を与えるということは，よく知られている．その瘢痕の影響が身体の一部にとどまっていないという事実を感じている臨床家は多い．しかしながら皮膚そのものの挙動特性については，ほとんど知られていないというのが現状である．例えば，関節周囲軟部組織の原因で生じた関節可動域制限は拘縮と定義され，皮膚性拘縮，結合組織性拘縮，筋性拘縮，神経性拘縮，関節性拘縮と分類がされている[1]．その中でも特に皮膚領域の正常運動の点に焦点がおかれた文献を目にしたことは筆者にはない．また，拘縮といわれているものの一部は皮膚の動きの誘導により改善可能である．関節拘縮部位では，その周囲の皮膚の動きが低下しており，その方向性に特徴がある．皮膚の動きの左右差や拮抗的位置にある皮膚の位置変化は，拮抗筋の活動にも関連し，さらに関節肢位のみならず姿勢自体を変化させている．手術による瘢痕形成は確かに関節運動を制限させるが，おそらくは皮膚だけではなく，浅筋膜，深筋膜をはじめとする四肢・体幹の深層に至る結合組織や関節内部にも影響を及ぼしているのであろう．そのような臨床的示唆に対しては，因果関係の追及が今後待たれるところである．このように皮膚の挙動特性はよくわかっていない．

　一方，3次元動作分析装置では動作中のさまざまな運動学および運動力学的パラメータについて，主に剛体リンクモデルを用いて示されてきた．逆運動力学を用いて関節モーメントを算出可能としたことは，視覚的に行ってきた臨床動作分析に科学的分析を導入したという意味で意義が大きい．現在では動作分析装置を用いて，関節運動を運動学的，運動力学的に分析することは容易に可能となった．

　しかし，実際の臨床的解釈はいまだに不十分である．動作を解釈する意味合

いでの蓄積は十分になされていない．今後，臨床的動作分析において動作の解釈を科学的に行うことは，動作障害に対する治療技術にとって不可欠のものとなるであろう．そのためにも，皮膚の動きの分析は重要となる．計測時に皮膚上に貼付したマーカーから身体内部の座標を推定するために，skin movement artifact の処理や運動軸の妥当性が長年論議されている．skin movement artifact とは，骨運動を推定するために皮膚との間で生じるマーカーの位置ずれを明らかにすることで骨や関節座標を同定するものであるが，筋容積（volume）が大きい部位では皮膚は運動時に振動やずれが大きく，さらに関節運動最終域では皺のために計測しにくい．そのため皮膚と骨の間の軟部組織が薄い部位を骨運動の解析に用いてきた．今後，皮膚の運動分析を体表マーカーだけではなく，超音波診断装置などの利用による身体内部の座標系を導入することや皮膚という外胚葉由来の組織が，どのような感覚器として役割を有しているかについても電気生理的分析を行わなければならないであろう．それらの探求は今後に譲るとして，現在までに動作分析装置と観察を主体に四肢・体幹運動を分析してみると，以下のことがわかってきた．繰り返すが，以下の原則（**表1**）の一部は前述の研究を踏まえて今後さらに解明していく予定である．

表1　皮膚運動の原則

原則1	皺ができると，さらに皺が深くなる運動は抑制される．伸張された皮膚の部位は，さらなる伸張方向への運動は抑制される
原則2	伸張されている部位を弛緩すると伸張方向への運動が大きくなる．また，弛緩部位が伸張されると弛緩方向への運動が大きくなる
原則3	皮膚の運動方向は関節の骨運動と連動し，骨どうしが近づく運動では皮膚は関節から離れる方向へ動き，骨どうしが遠ざかる運動では関節に近づく．また，回旋運動では同方向に動く
原則4	皮膚は浅筋膜層で筋との間に滑走がある．そのため，皮膚の緊張線を張力の強い方向へ誘導すると身体内部との中間位が変化し，運動に影響を及ぼす
原則5	身体運動では特定部位の皮膚が伸張あるいは弛緩する．伸張しにくい部位は特定の運動方向に影響を及ぼすが，その部位が伸張できると身体運動全体が大きくなる

2 原則1

皺ができると，さらに皺が深くなる運動は抑制される．伸張された皮膚の部位は，さらなる伸張方向への運動は抑制される（図32, 33）．

肩関節を屈曲すると肩峰上部に皺が観察できる．また，股関節屈曲時には鼠径部に皺が観察され，ともに運動に制限を及ぼす．体幹は皮下脂肪の量によっては皺が深くなる．皺はある規則性を有しているようだが個人差も大きい．皺が深く観察される部位では，それ以上皺が深くなる方向には運動が制限されている．図31は体幹左側に皺が観察されている．この皺の部分をさらに大きくするような側屈方向の動きは左側屈を制限する．また，反対側の側腹部では皮

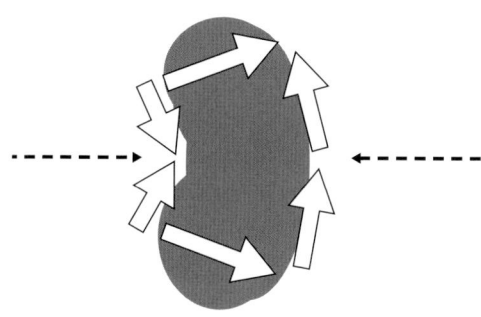

図32　皺がよる部分とその拮抗側は，ともに運動を制限する

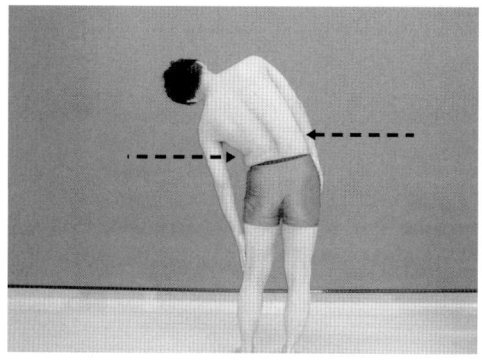

図33　体幹の皺とその反対側の伸張制限部位

膚が伸張されているのがわかる．この場合，両側とも皮膚の動きが側屈運動を制限しているといえる．**図 34** は皮膚に皺がよった際の超音波画像を示す．なかに入り込む様子が観察される．原則 1 は，関節に関しては後述する原則 3 となるが，皺が観察できる部分の反対側は皮膚が伸張される．皺自体が運動を制限しているだけではなく，反対側の伸張部位も運動を制限している．皮膚の皺がよらないように皮膚を皺から離れる方向に誘導すると関節可動域が拡大する．また，伸張部位に対しては皮膚を弛緩させるように伸張部位に集めると，やはり関節可動域が拡大する．**図 35** は肩関節外転時に生じる皮膚の運動を示している．屈曲と同様，外転運動の際にも肩関節上部に皺が集まり，腋窩では皮膚が伸張される．肩関節上部での皺よりも遠位では皮膚は肘方向に，近位では皮膚は体幹方向に動くことは前述の実験結果と同様である．つまり「皮膚が

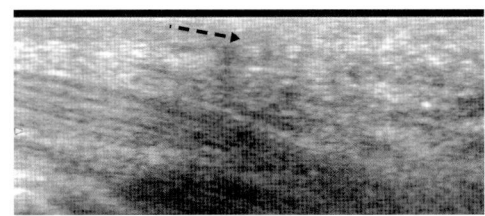

図 34　矢印が皺の部分

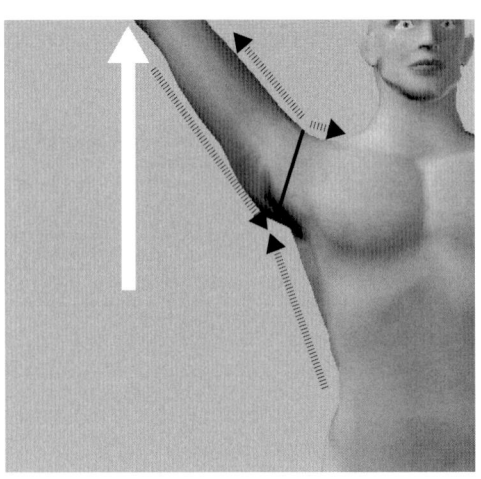

図 35　肩関節外転時の皮膚の生理的運動方向

余って皺がよりやすい部位では，皺がよらないように動く」ことが生理的な運動方向のようである．また，上腕小指側の皮膚は外転時に下方（肩関節方向）へ，体幹側の皮膚は上方（肩関節方向）へ動く．これは「皮膚が伸張される部分では，その部分を補うように動く」と一般化できると考えている．この生理的な運動方向を利用して，上方では皺が寄らないように皮膚を誘導することで肩関節屈曲可動域が拡大したり屈曲運動が楽になる．逆に皺が深くなるように集めてよせるようにすると，肩関節外転可動域は減少するか，外転運動が困難となる．いくつかの臨床推論を重ね合わせると，これらの運動の変化は皮膚の物理的抵抗だけとは考えにくく，なんらかの神経作用が関わっているように考えられる．

3　原則2

伸張されている部位を弛緩すると伸張方向への運動が大きくなる．また，弛緩部位が伸張されると弛緩方向への運動が大きくなる（図36）．

図37は前屈時の体幹の写真であるが，屈曲の程度は脊柱の部位によって異なる．弯曲の強い部位は屈曲が大きいため，その部位の皮膚も伸張されていると考えられる．しかし屈曲の小さい部分では，皮膚などによる軟部組織の運動制限である可能性があり，その部位に対する弛緩操作によって全体の運動が大

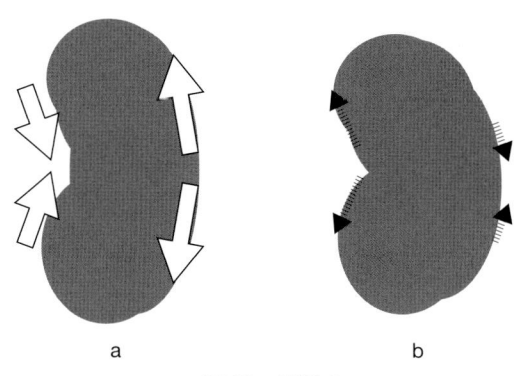

図36　原則2
a．皺がよる部分とその反対側
b．矢印方向に誘導すると運動全体が大きくなる

きくなる場合がある．体幹背部の皮膚は，前屈時に脊柱頭尾方向にも左右方向にも伸張される．この部位の伸張制限に対して，図 37 の点線の部分を弛緩させ，左右方向での皮膚の運動性を高めることによって前屈動作はかなりの頻度で大きくなる（図 38）．前屈時には身体後面のあらゆる組織が伸張されるわけだが，その中でも特に伸張制限が大きい部位が全体の前屈程度を決める要素になっているということである．前屈時に伸張される組織には，棘上靱帯や棘間靱帯，脊柱起立筋群などがある．その運動軸が椎体前方部にあるとすると，体

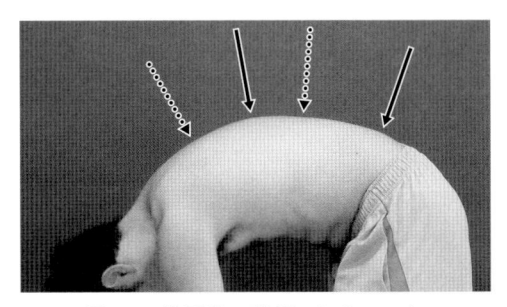

図 37　前屈時の背部のシルエット
実線は弯曲が大きく，点線は弯曲が小さい

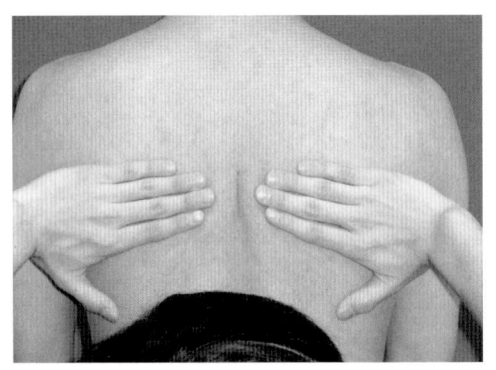

図 38　背部のシルエットで弯曲の小さい（曲率半径の大きい）部位の皮膚は中央によりにくいため，ここを中央をよせる操作を行うことで屈曲運動が大きくなる

幹背部の皮膚は運動軸から最も距離が長い組織であるといえる．そのため剛性（stiffness）の高い部分が，全体の運動を決める一要因になっている可能性がある．その上，皮膚には感覚器としての役割があり，伸張刺激がなんらかの運動制限に作用していると筆者は考えている．

　平坦な部分だけではなく頸部，腰部のように前弯が大きい部位も前屈の運動制限になり得る．しかし，それだけではなく，膝窩部，アキレス腱部のように皺が観察される部位の皮膚を後方に集め，伸張程度を減弱させるとやはり前屈が大きくなることが多い．非常に軽微な刺激によってもこの変化は生じることや，その弛緩させる方向から脊柱においては棘上靱帯や棘間靱帯，関節包を伸張したとも考えにくい．筋，関節包，靱帯といった軟部組織による運動制限は無論存在すると考えられるが，皮膚による運動制限は意外に大きいのではないだろうか．このことが原則での「伸張部位が弛緩されると伸張方向への運動が大きくなる」という意味である．

④ 原則 3

　皮膚の運動方向は関節の骨運動と連動し，骨どうしが近づく運動では皮膚は関節から離れる方向へ動き，骨どうしが遠ざかる運動では関節に近づく．また，回旋運動では同方向に動く．

　関節周囲の皮膚は，運動に伴い移動する．原則 1 の皺で述べたように「皮膚が余って皺がよりやすい部位では，皺がよらないように動く」こと，また「皮膚が足りなくなる部分では，その部分を補うように動く」ことを関節運動についてあてはめて述べた．例えば，膝関節では伸展時に膝蓋骨下部に皺が観察できるため，この皺を伸ばすように膝関節を伸展させると，膝関節伸展可動域は増大する．図 39 は股関節外転運動の際の皮膚の動きである．腸骨と大腿骨が外側では近づく運動と捉えれば，原則 3 の骨どうしが近づく運動ということになる．これに対して図 40 のように，内転時には腸骨と大腿骨が外側では遠ざかる運動となる．そのため股関節外側では皮膚が近づくということになる．股関節内側では，外転時には遠ざかり内転時には近づくため，外側と逆のことが生じている．セッティングエクササイズを行う場合，図 41 のように膝蓋骨下部の皮膚の皺を伸ばすようにした状態で行うと，皮膚操作がない場合よりも膝

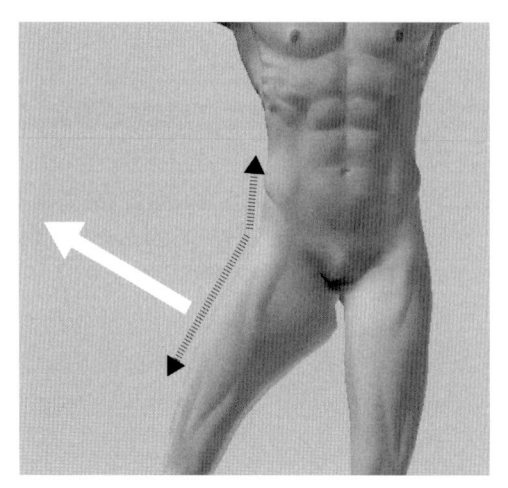

図39 股関節外転時には大腿骨と寛骨が外側では近づくため,皮膚は矢印(▸)のように関節から離れる方向へ動く

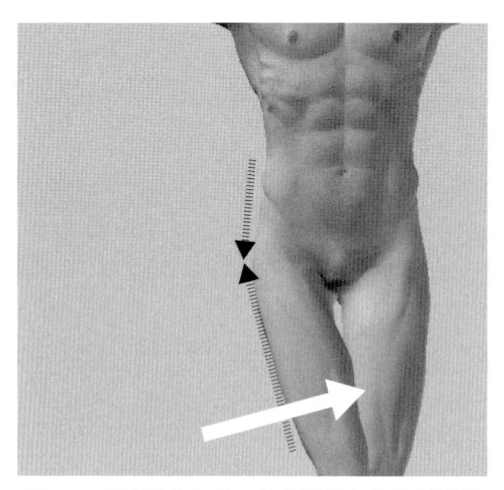

図40 股関節内転時には大腿骨と寛骨が外側では遠ざかるため,皮膚は矢印(▸)のように関節に近づく方向へ動く

関節は伸展しやすい．術後創部の炎症が沈静化した拘縮に対しては有効である．また逆に，膝関節が屈曲する際には膝窩部に皺が観察できるが，最も皺が観察できる部位から近位部皮膚を股関節方向へ，遠位部皮膚を足関節方向へ誘導した状態を数十秒間維持すると，膝関節は屈曲しやすくなる（図 42）．同様に膝関節前面で大腿部および下腿部皮膚を膝関節に集めようとすることでも膝関節屈曲運動は行いやすくなる．これらはいずれも原則 3 に基づき，骨と皮膚の運

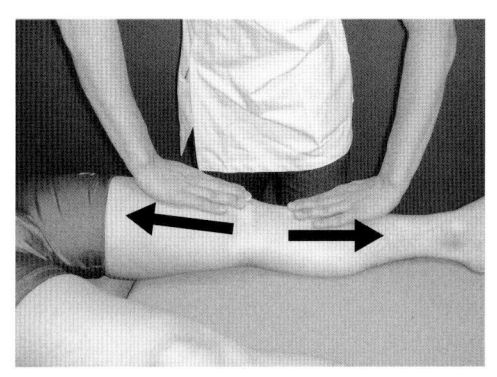

図 41 膝関節の伸展可動性に皮膚が関係している例
膝蓋骨下部の皮膚を上下に伸張した場合では，膝関節の伸展可動性が大きくなる

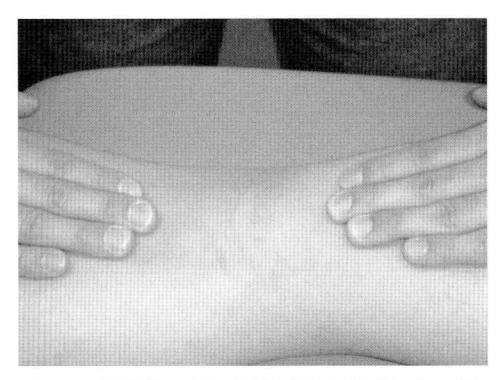

図 42 膝関節の屈曲可動域を大きくしたい場合には，膝窩部の皮膚の皺を伸ばしてから行うと効果的である

動の重要な関係性と考えられる．皮膚から関節可動域を操作するにはこの原則は重要である．

回旋運動は，**表**1のように現状では考えているが，回旋最終可動域における皮膚の緊張線の方向が，回旋によって変化する（第1節参照）ことから，今後詳細に検討する予定である．

5 原則4

皮膚は浅筋膜層で筋との間に滑走がある．そのため，皮膚の緊張線を張力の強い方向へ誘導すると身体内部との中間位が変化し，運動に影響を及ぼす．

端座位で左右大胸筋上部の皮膚に手を当てたまま，体幹を左に回旋させると右胸部の皮膚は左下方へ，左胸部の皮膚は左上方に移動することが感じとれる．そのため体幹を左回旋する前に，この皮膚の動きをあらかじめ誘導したうえで左回旋運動を行うと運動が行いやすくなることも感じとれる（**図** 43）．胸部の皮膚を**図** 43 の矢印の方向へあらかじめ誘導した後には，体幹の左回旋が大きくなるか，あるいは低い努力度で運動が可能となる．本来，動きにくい関節を

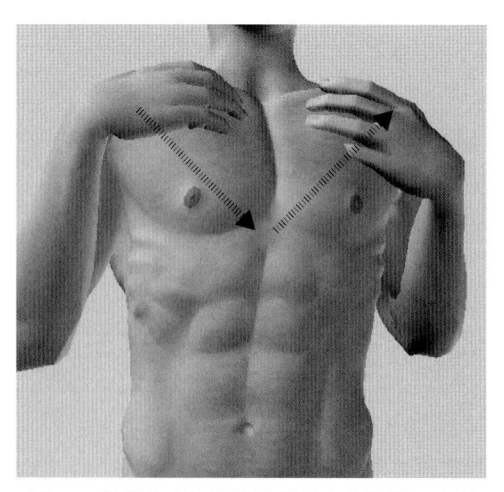

図 43 体幹を左に回旋させると右胸部の皮膚は左下方へ，左胸部の皮膚は左上方に移動することが感じとれる

さらに動かそうとする際には，大きな努力が必要となる．浅筋膜層での滑走が困難な場合には，特にその努力が必要となるのではないかと考えられる．関節を動かすために努力度が高い運動では浅層筋が活発に活動することが触診できる．このことは，大きなモーメントを浅層の二関節筋（多関節筋）で発揮する傾向があるためと考えられる．逆に皮膚を適切な方向に誘導することで二関節筋の活動が抑えられるのは，より単関節筋の運動への寄与が増大することを示すとも考えられる．運動器疾患において，二関節筋が関節安定性に対してはよい影響を与えていないことからも，関節運動を低い努力で行えることは運動そのものが適切になっている可能性が高いと考えられる．この運動は皮膚の緊張線方向に誘導することが効果的であると考えられる．例えば，大腿部前面では上前腸骨棘から膝関節内側方向へ皮膚を誘導した際には，股関節の内旋可動域が増大するのがわかる．

6　原則5

身体運動では特定部位の皮膚が伸張あるいは弛緩する．伸張しにくい部位は特定の運動方向に影響を及ぼすが，その部位が伸張できると身体運動全体が大きくなる．

原則2でも述べたように前屈を行う場合，身体後面の組織がすべて伸張されるが，その伸張の程度は身体部位によって異なる．例えば，頸部や腰部などの前弯部位にある皮膚は伸張されにくくないだろうか．逆に脊椎の弯曲が強くなる過剰屈曲部位にある皮膚は，やはり過剰に伸張されている．頸部や腰部だけではなく，膝窩部やアキレス腱部など前方凸を呈する部位の皮膚を後方に引っ張るように操作すると，前屈運動全体が大きくなる（図44）[2]．これは原則2でも述べたように身体後方が同じように伸張されているのではなく，伸張されにくい部分が前屈運動を制限しているということではないだろうか．前方凸部の皮膚は，前弯に対応していると考えてよいのではないだろうか．同様に，後方凸となる部位は後屈運動時の制限要素となる．例えば，剣状突起高位の軟部組織は屈曲時に皺がよりやすく，逆に伸展時に伸張制限要素となるようである．このため，同部皮膚を前方に集めると伸展運動が大きくなりやすい．治療の際に，この特定部位への操作は有益となり得る．

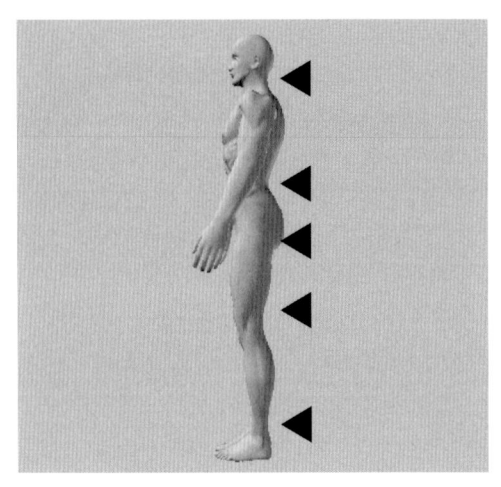

図 44 頸部,股関節,膝関節,足部などの前方凸部の皮膚を後方へ引き出すと前屈動作が大きくなる.(文献 2)より引用)
運動では矢印のように関節から離れる方向へ動く

　伸張しにくい部位は特定の運動方向に影響を及ぼすが,その部位が伸張できると身体運動全体が大きくなる.原則 2 の「伸張されている部位を弛緩すると伸張方向への運動が大きくなる.また弛緩部位が伸張されると弛緩方向への運動が大きくなる」である.図 37 を再びみてほしい.脊柱後部には屈曲の大きい部位と小さい部位がある.屈曲が小さい部位の皮膚は伸張されにくいが,逆にいえば,この部位が前屈運動を制限している可能性があるということである.部分的に動きが小さい部位が,全体あるいは他の部位に影響を与えていることは臨床上では頻繁に観察される.これが皮膚においても同様であるというのが,この原則である.

文　献

1) 沖田　実（編）：関節可動域制限―病態の理解と治療の考え方.三輪書店,2008,pp2-17
2) 福井　勉：体幹から見た動きと理学療法の展開.山口光國,他：結果の出せる整形外科理学療法.メジカルビュー社,2009,pp75-176

第4節　運動器疾患への適応

1　関節可動域の改善

　第3節の原則にしたがって考えると，運動療法やテーピングなどを用い皮膚の誘導を行うことは，運動器疾患全般に有効であると考えられる．外傷や手術後など創部を有する例では，特にその効果が期待できる．関節運動を容易にするには他動的に動かす方法でもよいが，自動運動を伴う方法のほうが短時間で大きな効果を出せるようである．特に関節疾患においては，皮膚の誘導を行いつつ自動運動を患者本人に行ってもらうことによって効果の持続性が高まる．また，本人がその方法を容易に修得することができるため，セルフケアとしても用いることが可能である．例えば，変形性関節症の人が長時間座った後で，立ち上がらなくてはならない場合や，あるいはスポーツ活動後のクールダウンなどにも用いることができる．

2　筋運動の改善

　浅層に存在する二関節筋の緊張が高い場合，浅筋膜層直下の筋運動が動きにくくなる可能性がある．そのため，浅筋膜層での滑走性が向上することで筋出力に対する抵抗が減るのではないかと考えられる（図45）．同じ運動をする場合，筋出力が小さくて行えることは，運動を容易に行うこと，さらには運動の滑らかさとも関連性があると考えられる．皮膚からの誘導で浅層筋の筋緊張が低下できれば，深層筋への好影響も期待できる．
　例えば歩行中の単脚支持期に股関節内転位となる場合，股関節に大きな外転モーメントが要求される．この状態は大腿筋膜張筋および腸脛靱帯の緊張が高くなり，中殿筋などの単関節筋の出力が小さい時に起こる．そのような状態では，大腿部外側の皮膚は上方に移動している．よって，大腿部内側・外側の皮

膚を徒手により軽く誘導した状態で本人に大腿部の筋収縮を行ってもらい，それにより滑走性が向上し，浅筋膜層より浅層部に対する深層部の位置関係が変

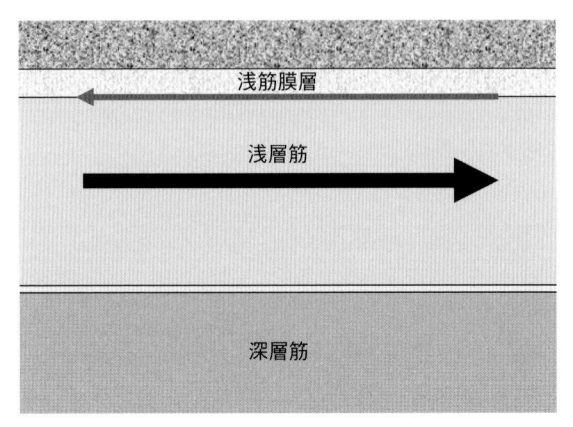

図 45 筋が収縮する際に，浅筋膜層との間で滑走が生じることが超音波で観察できる．この滑走が少ないと筋収縮が強くなければならない

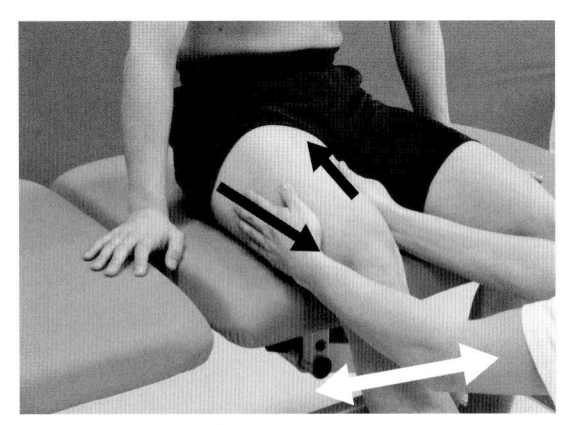

図 46 右股関節外転モーメントが大きい場合に対する皮膚の誘導

右大腿部外側を下方向へ，右大腿部内側を上方向に皮膚を誘導する．誘導した状態で膝関節の屈伸運動を数十回行う．このことで右立脚期が外転位になり安定しやすくなる

化するため，股関節は外転位となり（図46〜48），大腿筋膜張筋および腸脛靱帯の緊張は低下する．さらに中殿筋の筋出力も増大する（図49）．逆に大腿部

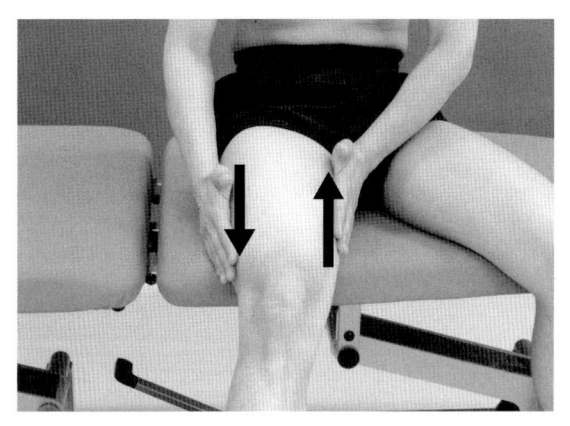

図47 右股関節外転モーメントが大きい場合に対するセルフエクササイズ
右手で右大腿部外側を下方向へ，左手で右大腿部内側を上方向へ，皮膚を誘導する．誘導した状態で膝関節の屈伸運動を数十回行う．右立脚期を安定化させる効果がある

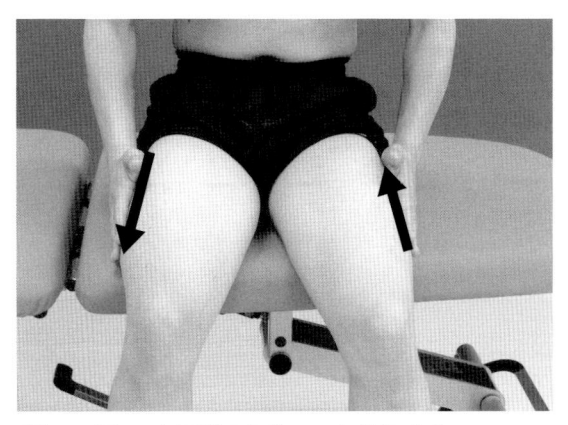

図48 図47と同様のセルフエクササイズ
右手で右大腿部外側を下方向へ，左手で左大腿部外側を上方向へ，皮膚を誘導する．誘導した状態で膝関節の屈伸運動を数十回行う．右立脚期を安定化させる効果がある

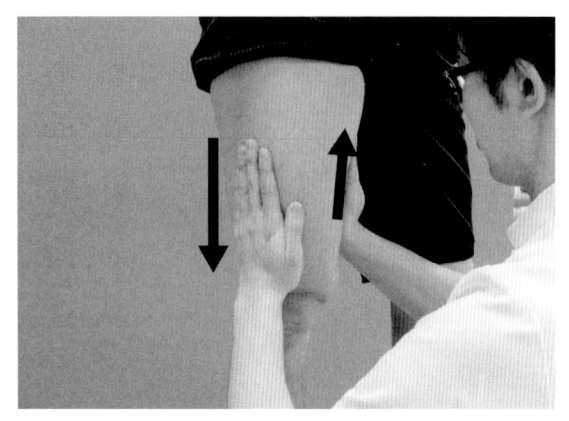

図49 右股関節外転モーメントが大きい場合の皮膚の誘導

立位で右大腿部外側を下方向へ，右大腿部内側を上方向へ皮膚を誘導したまま，骨盤を左右に移動させる．大腿筋膜張筋の筋活動が抑制され，中殿筋活動が賦活されるようである

外側の皮膚が上方に移動している症例では，股関節外転制限や内旋制限が多い．

③ 姿勢の改善

姿勢の評価を行うことで，その移動状態を把握する．その際，前額面上から左右差を評価する．例えば骨盤右側が左よりも挙上している場合，あるいは骨盤全体が右に移動している場合には，右大腿部外側の皮膚が上方に，大腿部内側の皮膚が下方に移動している状態である．それに伴い体幹右側の皮膚が短縮されるケースが多くなる．歩行単脚支持期において骨盤の側方移動が大きい時は，前述の例からも大腿部外側の皮膚は上方移動，大腿部内側の皮膚は下方移動している（図50）．この姿勢に対して皮膚からアプローチを行うことで側方移動が減少して姿勢改善に結びつく．大腿部外側では視診のみでなく，触診も加え，局所的な伸張性の評価を行うことでの伸張部位の特定を行う（図51）．また，体幹外側のどの部位がもっとも短縮されているかという部位の特定自体も，身体輪郭のアウトラインの観察から評価する．上半身の短縮部位と下半身の伸張

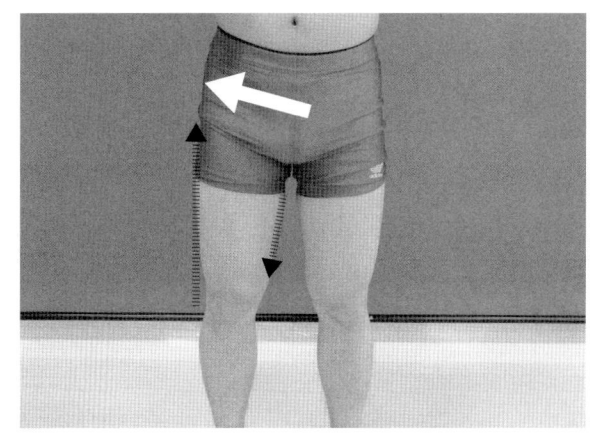

図50 立位で骨盤が右移動あるいは右側挙上が生じている場合には，右大腿部外側の皮膚が上方に，右大腿部内側の皮膚が下方に移動している状態である

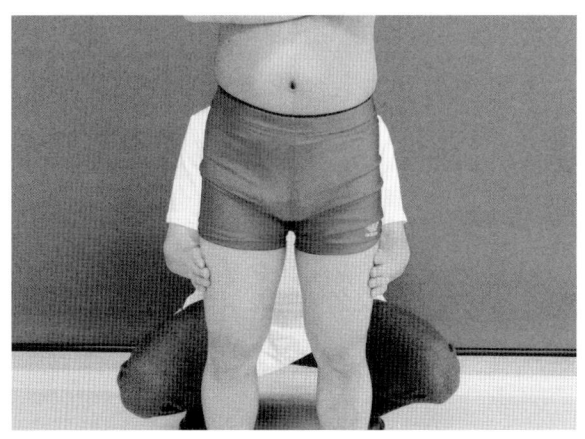

図51 左右の大腿部外側の皮膚の他動的可動域評価
同じ部位を上下に移動して可動域の差を評価する

部位が相互に関連している場合には右側だけではなく，左側にも影響が生じていると考えることで，身体各部位の関連性を全体から評価する必要がある．

4　運動療法への応用

姿勢と皺の視診，皮膚の可動性の触診などを参考に弛緩部位，伸張部位を評価し，目的運動にかなった方向に皮膚を誘導する．また，皮膚の誘導を行いながら患者に自動運動をしてもらうことで浅筋膜層での滑走に対してよい効果がある．このように皮膚の伸張応力の大小が姿勢や運動に影響していることを評価することで，治療に応用可能である．例えば，伸張したり弛緩している部位の運動の大きさから全身の皮膚運動の分布を評価し，運動療法の参考とすることができる．つまり，皮膚の評価を加えることで，より効果的な運動療法が行えると考えられる．

5　皮膚の評価（表2）

皮膚運動についてできるだけ正確に評価する必要がある．臨床的評価はセラピストの視覚，触覚にて行う．まず皮膚線状，傷，術後皮切の観察を行い，症状に関連性がある場合には詳細に行う（図52）．次に他動的可動性の方向性と左右差，評価部位と近い部位との伸張性の比較を行う．他動的評価の際には，できるだけ皮膚に対して垂直方向の圧力を減らし，指と皮膚の間が滑らないようにする．その状態から他動的に移動させ，皮膚の抵抗を触知する．左右差は

表2　皮膚の評価

- 傷，術後皮切，皮膚線状の観察
- 他動的可動性の方向性と左右差
- 評価部位周囲との伸張性の比較
- 最終可動域での皮膚緊張線
- 姿勢
- 運動時の皮膚運動の方向性と左右差

第 4 節　運動器疾患への適応

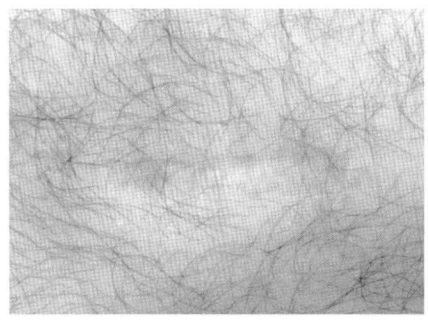

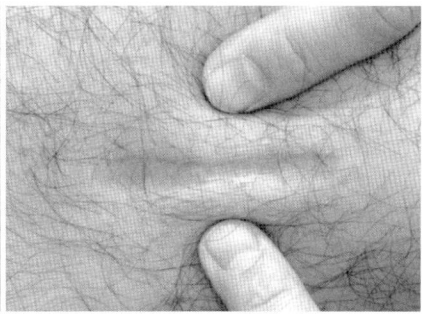

a. 術後の瘢痕組織　　　　b. a の部位は伸張されにくい

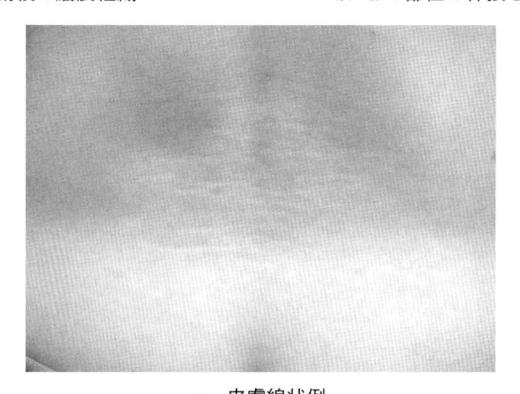

c. 皮膚線状例

図 52　手術創や皮膚線状を観察し，皮膚自体の動きを触知する

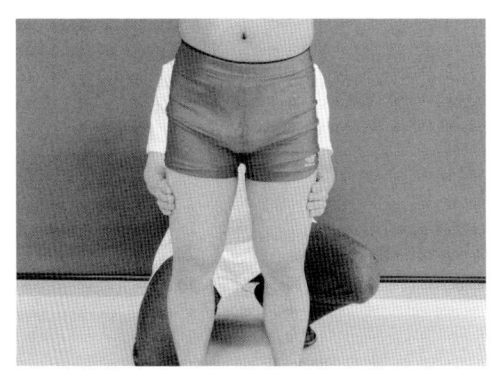

図 53　皮膚可動域の左右差の評価①
正常な皮膚の運動方向と姿勢を参考にする

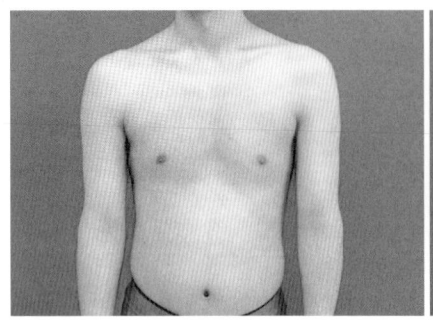

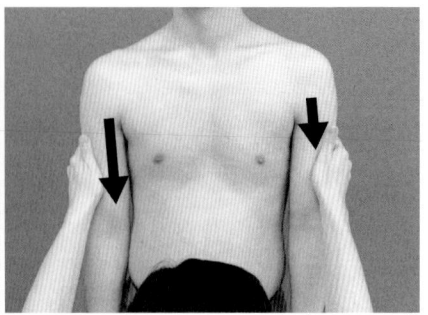

図54　皮膚可動域の左右差の評価②
左肩の挙上姿勢では，左上腕部外側の皮膚も挙上しているため下制方向への動きが小さいことが多い

　皮膚緊張線の方向を参考に行う．可動域制限がある場合については，最終可動域での皮膚緊張線の方向を詳細に評価する．さらに姿勢観察および動作時の皮膚の動き，皺の観察を行う．なお，姿勢観察は矢状面，前額面，水平面から行う．評価すべき動作は単関節の運動から開始し，自動的な関節運動時の皮膚の動きを視覚的および皮膚上においた指の移動から判断する（図53，54）．さらに，運動時に皮膚が伸張される部位と方向性および弛緩される部位と方向性の評価を行うことも重要である．また，身体輪郭のアウトラインの観察も重要な評価要素である．伸張もしくは弛緩される部位については，検者自らが同じ運動をしてみた際の感覚を日ごろから参考にすることも重要である．患者にある動作の途中で停止してもらい，特定部位の皮膚の伸張性を評価することも参考になる．身体運動に伴う皮膚の移動方向については，あらかじめ知っておくことが左右差などの評価には必要である．なお，運動時の皮膚の移動方向については第2章の「第1節 関節運動の改善」を参照にしていただきたい．

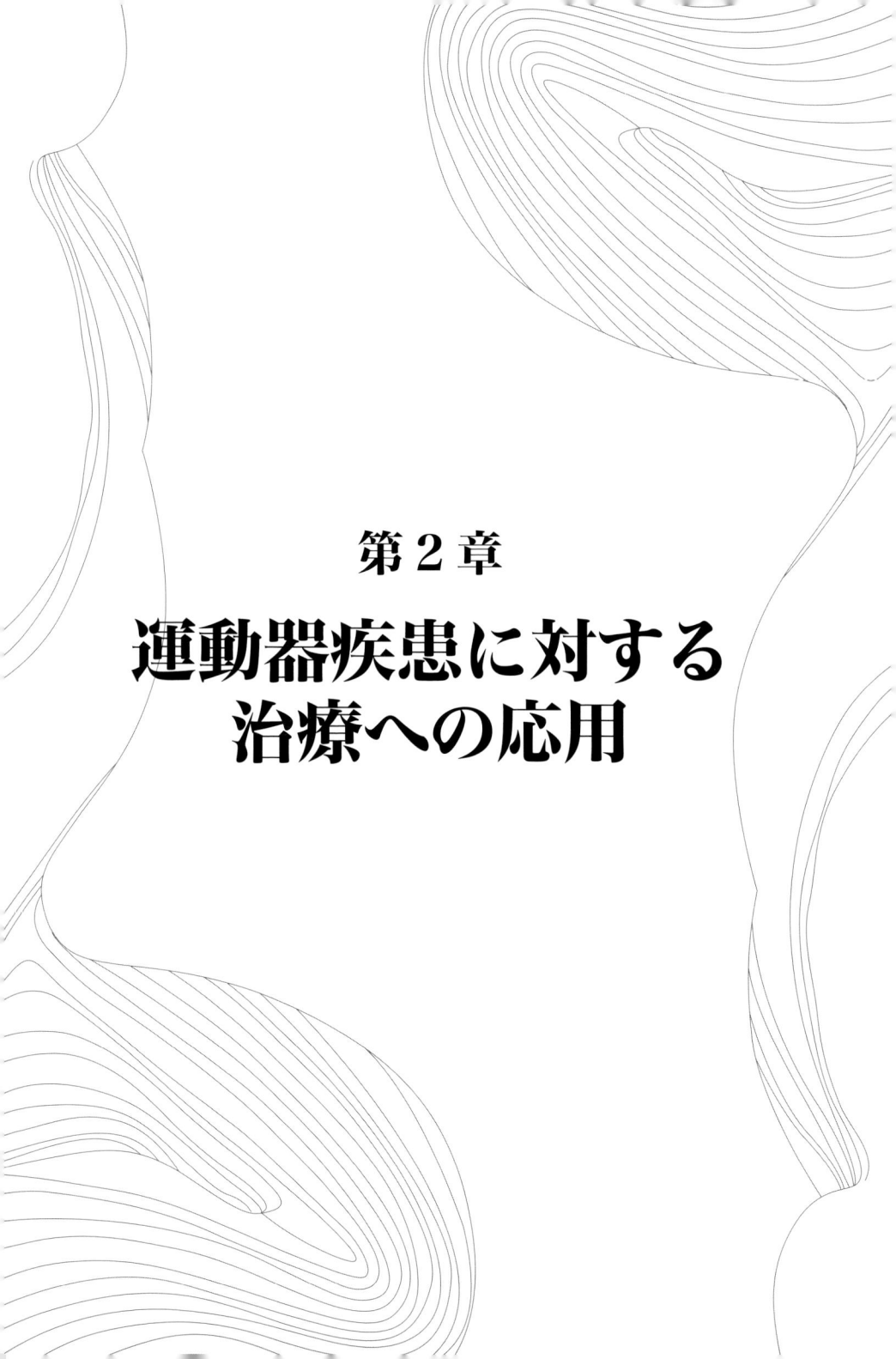

第 2 章
運動器疾患に対する治療への応用

第1節　関節運動の改善

　関節可動域を改善する方法にはいくつかある．皺が深くならないように皮膚を誘導する方法，皮膚自体の伸張制限が運動制限にならないように誘導する方法，浅筋膜より浅層部の皮膚の中間位に問題がある際には皮膚全体を誘導する方法などがある．また他動的に皮膚を誘導する場合には，伸張や皮膚の中間位の評価を行いながら治療を行うことが重要と考えられるが，効果を持続させるためには患者自身の自動運動に伴う皮膚の誘導が必要となる．実際に他動的アプローチを要するのは体幹に限定されている．四肢関節に関しては，他動的にも自動的にも同一方向へのアプローチでよいと考えている．実際の方法については各関節の記述を参考にしていただきたい．なお，このアプローチも現状の考えであることを付け加えておく．
　皺に対して伸張刺激をするには，刺激となる張力が皺の部位に一致するように行う（図1）．運動が過剰で制限をしたい場合には，骨が突出してくる部位

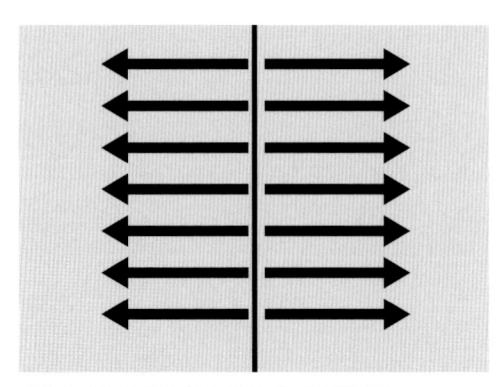

図1　皺がある場合の皮膚の誘導方向
　真ん中の皺を両側に離すように伸張させる．この刺激によって皺が形成される方向の運動が大きくなる

の皮膚を伸張させて，それ以上大きく動かないようにする（図2），逆に弛緩させることで運動を大きくすることも可能である（図3）．ただし体節が細い場合は，反対側の皮膚を伸張させる方向に皮膚を誘導させることで同様の効果

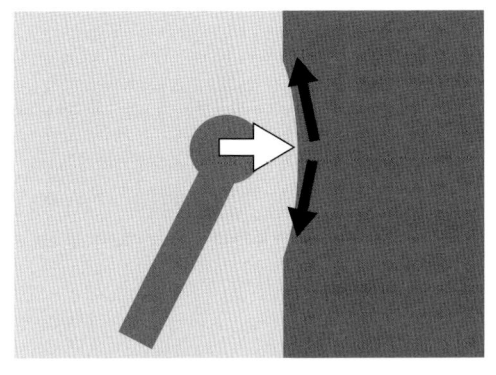

図2　骨が突出する部位の皮膚を伸張させることで，それ以上の運動を制限する

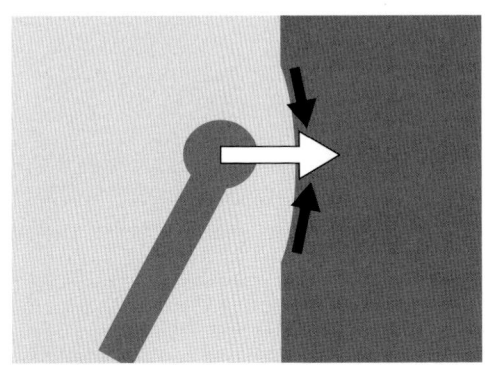

図3　骨が突出する部位の皮膚を弛緩させると関節運動は大きくなる

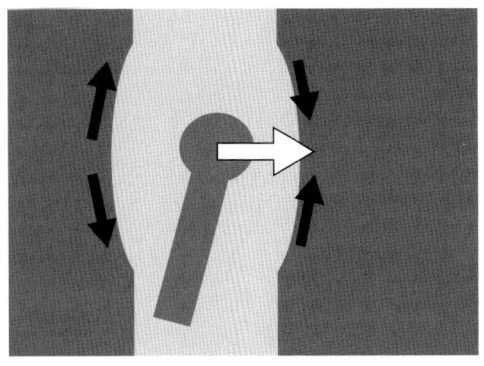

図4　図3の動きに体節が細い場合には，反対側の皮膚を伸張させることでも同様の効果が得られる

を得ることができる（図4）．すなわち，運動を抑制して関節にstabilityを，逆に運動を促通してmobilityを得ることが可能である．骨の移動方向は重要で，例えば中手指節間関節を屈曲させる場合，手背部で中手骨頭上の皮膚を弛緩させる．骨が突出する部位の皮膚を伸張すれば，逆に屈曲可動域は制限される．その際，皮膚を十数秒保持し，皮膚運動の方向に触覚刺激を流すように与えると非常に効果がある．

　テーピングを用いる場合には，貼付する方向性が重要であり，テーピングを貼る際には，もう一方の固定する端まで皮膚を徐々に誘導させながら貼付する．ただし，一端を貼付してから全体を伸張させて，もう一方の端を貼付し，その後，両端の間を貼付するという方法だと効果が半減する．この理由は不明であり，今後の研究の課題である．運動療法との組み合わせでは，皮膚誘導には主として徒手が用いられるが，機器で行う方法もある．どの方法も方向性が最も重要である．皮膚に対して一定方向に刺激を与えることが最も重要な事項であると考えられる．

1　肩甲帯

　肩関節周囲においては，肩甲上腕関節，胸鎖関節，肩鎖関節，肩甲胸郭関節など，多くの関節複合体の中でおのおのの関節運動の大きさを評価し，運動制限となっている部位を評価する．また，肘関節周囲の皮膚運動は肩関節周囲の皮膚運動の有益情報となるので注意する．さらに胸椎高位における体幹の皮膚について，運動時にどの方向に移動するかという方向性や左右差も評価する．

● 肩関節屈曲可動域の改善方法 ●

　肩関節屈曲時には図5の部位に皺が観察できる．屈曲運動を改善するには上腕部母指側（橈側）で皺より末梢側の皮膚を肩関節方向へ，皺より中枢側を脊柱方向へ誘導する（図6）次にこの部位の皮膚へ方向性の刺激を与える．あるいは皺が浅くなるように皮膚を伸張したまま十数秒保持する．テーピングを貼付する方法などが可動域の改善に有効である（図7〜11）．テーピングの際，肩関節屈曲では上肢を下垂位か，もしくはやや伸展位で行い，上腕部小指側（尺側）の皮膚

は，腋窩方向へ，腋窩部より下に位置する体幹外側は肩関節方向へ誘導するように貼付する．

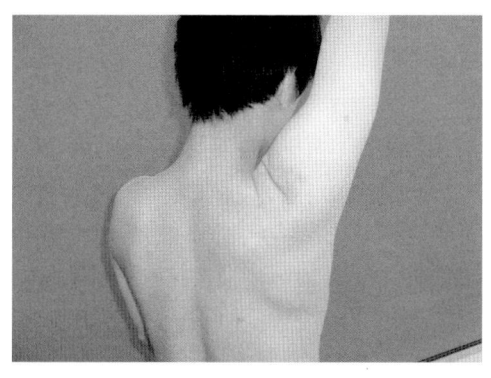

図5　肩関節屈曲時の皺
2箇所に皺が観察できることが多い

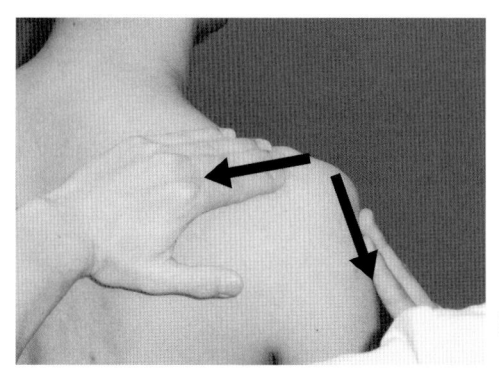

図6　肩関節屈曲可動域の改善方法❶
皺を伸張させた状態での保持

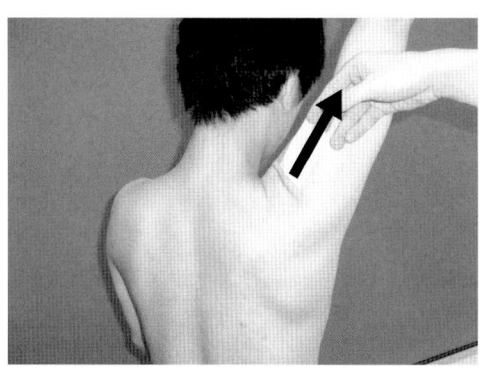

図7　肩関節屈曲可動域の改善方法❷
テーピングは肩関節屈曲位で皺を確認して，そのすぐ遠位にテープの端を貼付する

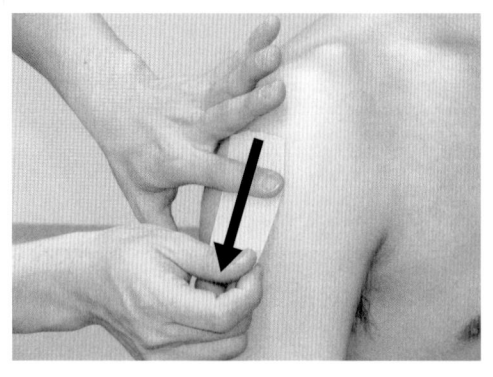

図 8 肩関節屈曲可動域の改善方法❸
その後，上肢を下垂した状態で肘方向へ貼付する．肩から肘への方向性に留意する

図 9 肩関節屈曲可動域の改善方法❹
皺より中枢側の位置を確認する

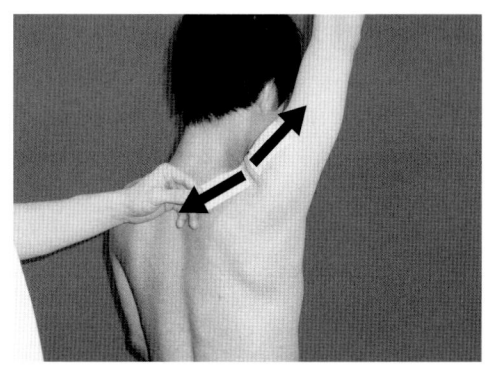

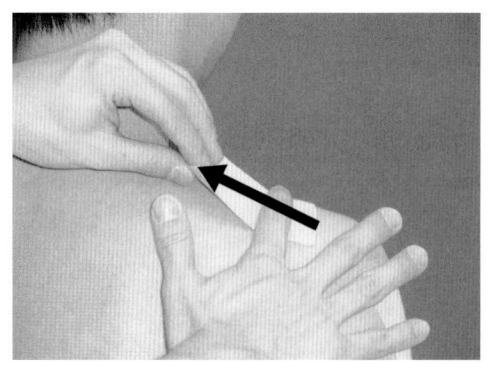

図 10 肩関節屈曲可動域の改善方法❺
上肢を下垂して皺より中枢側の部位から脊柱方向へ貼付する

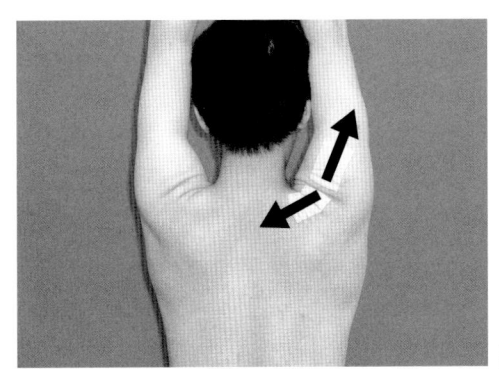

図11　テーピング後の状態

● **肩関節伸展可動域の改善方法** ●

　肩関節屈曲とは逆の部位に皺が観察される（図12）．肩関節屈曲で皺が観察される位置に皮膚を集め，弛緩させた状態でしばらく保持する（図13）．あるいは上肢をベッドの端から垂らした状態で前面部分は肩関節方向へ，後面部分は肘関節方向へ誘導する（図14）．テーピングを用いる場合には，上腕骨頭の突出する方向の皮膚を弛緩させる方法もある（図15）．

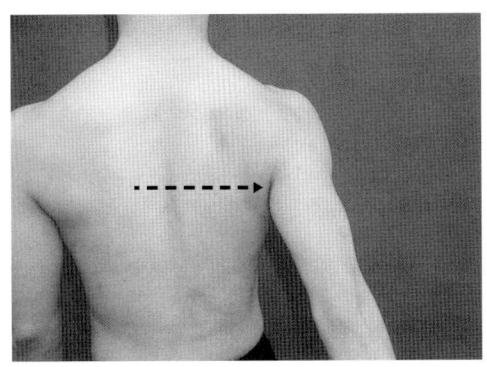

図12　肩関節伸展時の皺

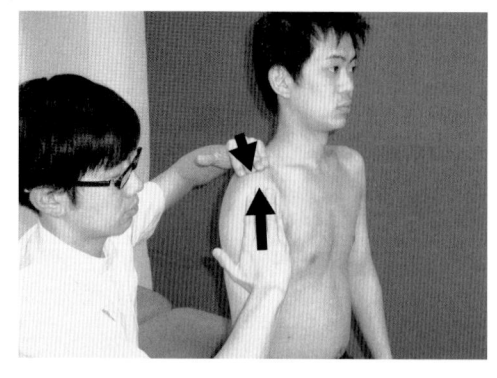

図 13 肩関節伸展可動域の改善方法 ❶

肩関節屈曲時に皺が観察される位置の皮膚を弛緩させた状態でしばらく保持する

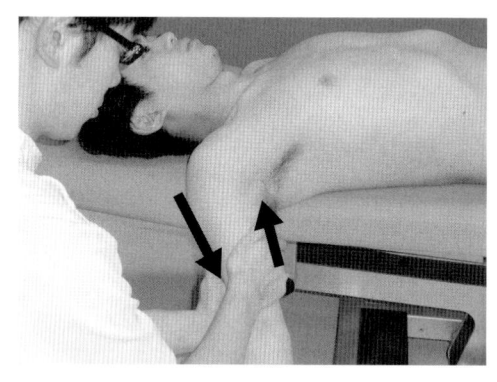

図 14 肩関節伸展可動域の改善方法 ❷

上肢をベッドの端から垂らした状態で前面部分は肩関節方向へ，後面部分は肘関節方向へ移動させる

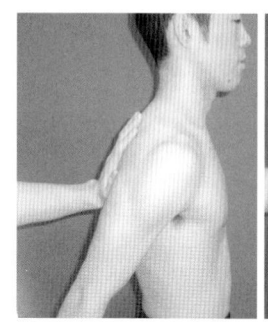

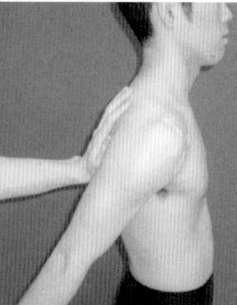

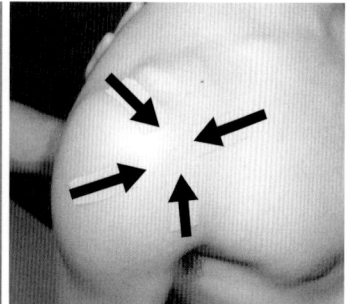

a. テーピング前　　a. テーピング後　　a. テーピング方法

図 15 肩関節伸展可動域の改善方法 ❸

上腕骨頭が突出する皮膚の部分をテーピングにより弛緩させる

肩関節外転可動域の改善方法

肩関節外転時に皺の部分を離すように，皺から下部は上腕部外側を下方へ向けて皮膚を誘導し，皺から上部に関しては脊柱方向に誘導す

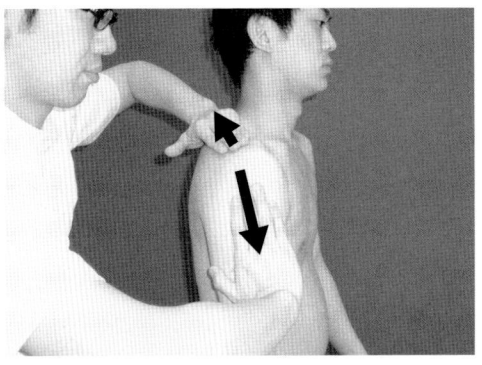

図 16 肩関節外転可動域の改善方法 ❶
　肩関節外転時の皺を参考にして，その皺を離す方向に移動させる

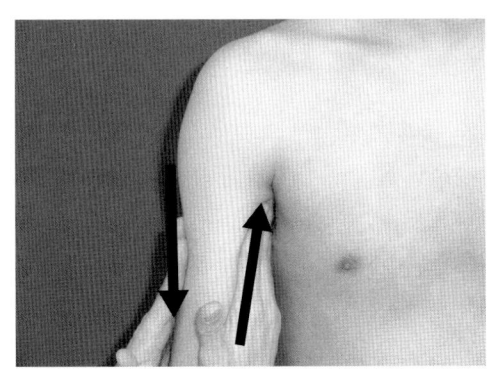

図 17 肩関節外転可動域の改善方法 ❷
　上腕部外側を下方へ，上腕部内側を上方へ誘導する

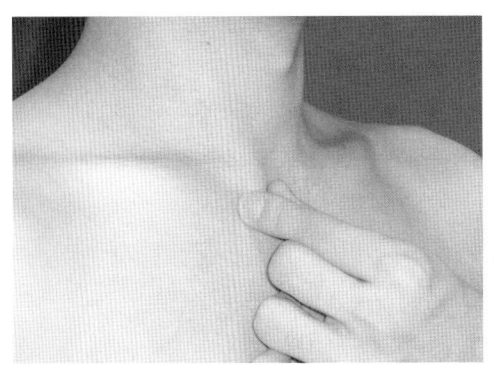

図 18 肩関節外転可動域の改善方法 ❸
　鎖骨胸骨端の下方の皮膚を弛緩させる

る（図16）．また，上腕部内側（尺側）では皮膚を肩関節方向（上方向）へ，上腕部外側（橈側）では皮膚を肘関節方向（下方向）へ誘導する（図17）．テーピングでの誘導方向も同様であり，最初に誘導部位にテーピングを貼付してから誘導方向に貼る．胸鎖関節から外転にアプローチする場合には，鎖骨頭が下方へ動くので，鎖骨胸骨端の下方の皮膚を弛緩させる（図18）．

肩関節内転可動域の改善方法

肩峰から上部および上腕部外側ともに，肩峰から上腕骨頭付近に皮膚をよせるように弛緩させテーピングで保持する（図19）．上腕部内側・外側では，外側（橈側）の皮膚を上方へ，内側（尺側）の皮膚を下方へ誘導する（図20）．特に頭頸部の影響で肩関節内転制限が生じ

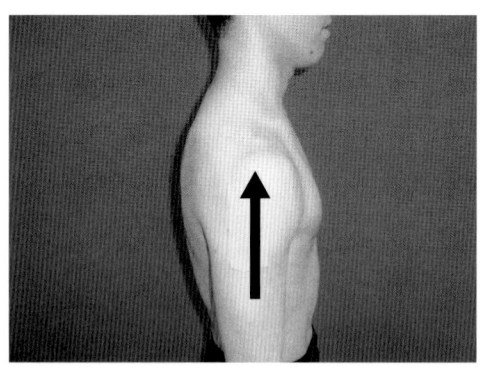

図19　肩関節内転可動域の改善方法❶
皺を上腕骨頭から肩峰付近に集めて弛緩させる．テーピングを下から上方向へ貼付する

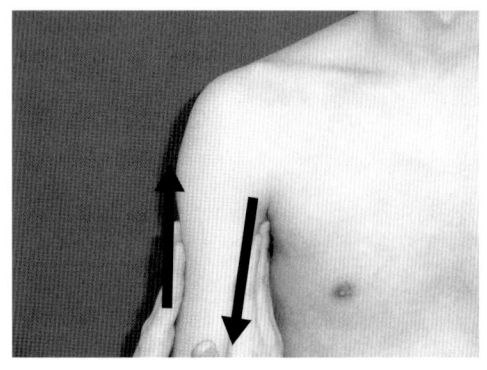

図20　肩関節内転可動域の改善方法❷
上腕部外側を上方へ，上腕部内側を下方へ誘導する

ている場合には，頭頸部の皮膚を肩峰方向へ誘導する方法や，テーピングによる方法も有効である．

● 肩関節水平外転可動域の改善方法 ●

肘関節伸展位で母指を頭側に向けた状態で行った場合について述べる．肩関節水平外転時には上腕部手掌側の皮膚を肩関節方向へ，上腕部手背側の皮膚を肘関節方向へ誘導する（図21）．また，体幹前面は肩関節方向へ，体幹後面は脊柱方向へ誘導する（図22）．テーピングでの誘導方向も同様である．このほか，上腕骨頭の突出してくる部位を上下左右方向へ弛緩させる方法も効果がある（図23）．胸鎖関節では，鎖骨胸骨端の動く側の皮膚を軽く弛緩させると運動が大きくなるため，水平外転時には鎖骨胸骨端前方の皮膚を鎖骨に沿って弛緩させ

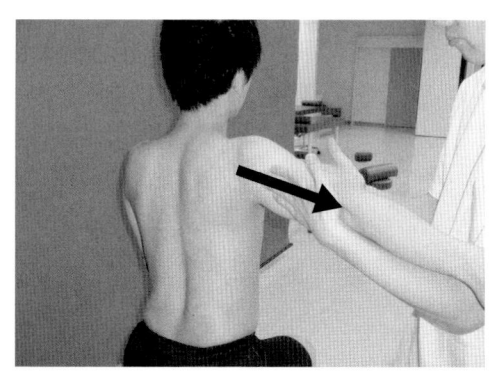

図21　肩関節水平外転可動域の改善方法 ❶
上腕部手掌側の皮膚を肩関節方向へ，上腕部手背側の皮膚を肘関節方向へ誘導する

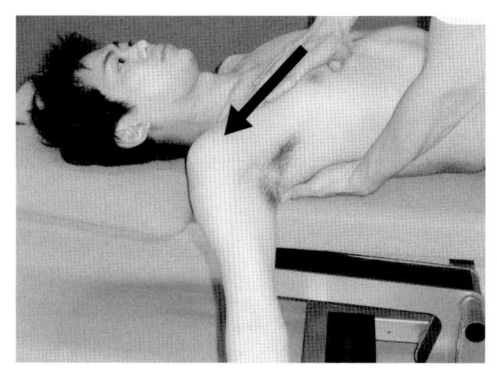

図22　肩関節水平外転可動域の改善方法 ❷
体幹前面は肩関節方向へ，体幹後面は脊柱方向へ誘導する

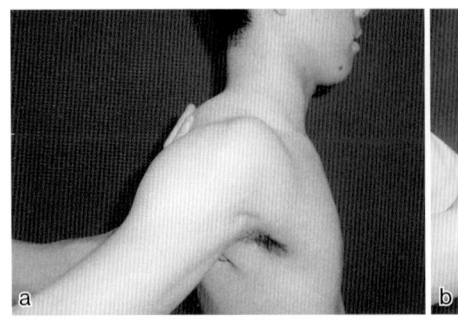

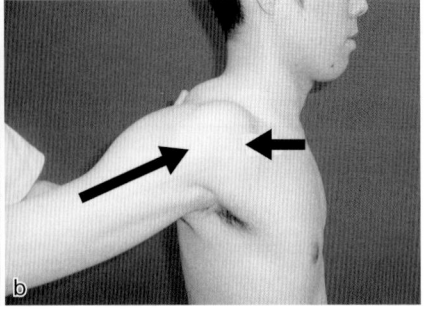

図23　肩関節水平外転可動域の改善方法 ❸
肩関節前面の皮膚をよせて弛緩させる．aはテーピング貼付前，bはテーピング貼付後で水平方向にのみ弛緩させている

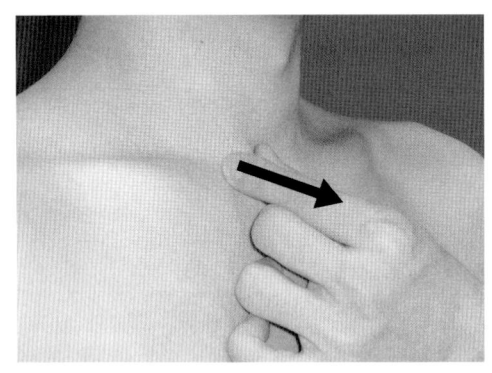

図24　肩関節水平外転可動域の改善方法 ❹
鎖骨胸骨端の前方の皮膚を鎖骨に沿って両端より皮膚をよせて弛緩させる

る(図24)．これら皮膚誘導を行った状態で自動運動を患者本人に行ってもらうと，さらに有効となる．

● 肩関節水平内転可動域の改善方法 ●

　肘関節伸展位で母指を頭側に向けた状態で行った場合について述べる．肩関節水平内転時には上腕部手掌側の皮膚を肘関節方向へ，さらに前腕部手掌側の皮膚は手掌側へ，手掌部も同様に指先方向へ誘導する．手背側では上腕部の皮膚を肩関節方向へ誘導する．手背部や前腕部手背側の皮膚は肘関節方向へ誘導する（図25）．体幹前面は胸骨側へ，体幹後面は肩関節方向へ誘導する．テーピングでの誘導方向も同

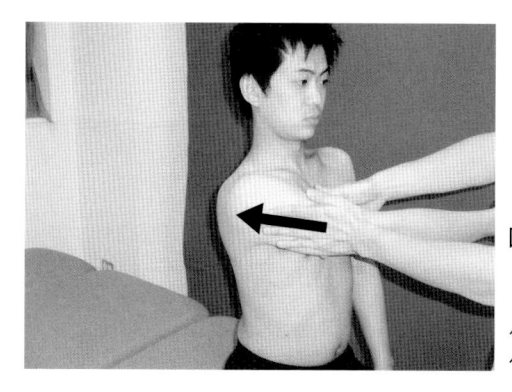

図25　肩関節水平内転可動域の改善方法 ❶
上腕部手背側の皮膚を肩関節方向へ，上腕部手掌側の皮膚を肘関節方向へ誘導する

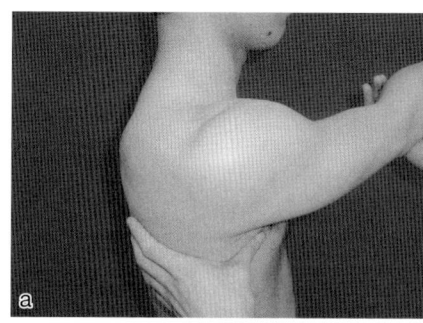

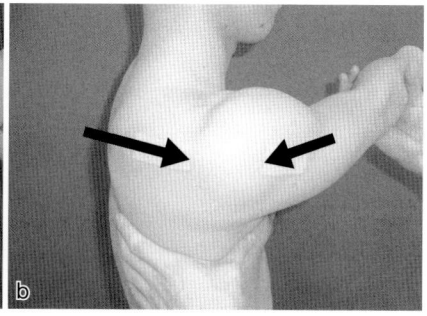

図26　肩関節水平内転可動域の改善方法 ❷
肩関節後面の皮膚をよせて弛緩させる．テーピング貼付前（a）とテーピング貼付後（b）では，肩関節水平内転可動域が大きくなっている

様である．このほか，上腕骨頭の突出してくる肩関節後面の皮膚を上下あるいは左右方向で弛緩させる方法も効果がある（図26）．

● **肩関節外旋可動域の改善方法** ●

　皮膚運動の原則4（p32参照）を用いて上腕部において下（肘関節周辺）から上（肩関節周辺）に，かつ皮膚全体を外旋方向に誘導する（図27）．体幹側では剣状突起付近から肩甲上腕関節方向へ誘導する（図28）．また，肩関節前面では皮膚をよせることで弛緩させ，逆に肩関節後面では皮膚を離して伸張させる（図29）．なお，テーピングによる誘導もこの方向でよい．

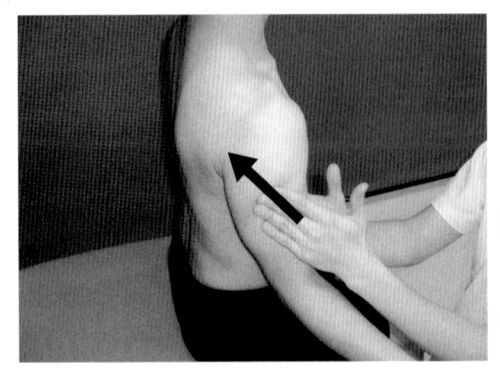

図 27 肩関節外旋可動域の改善方法 ❶

下(肘関節周辺)から上(肩関節周辺)に,かつ皮膚自体を外旋方向に誘導する

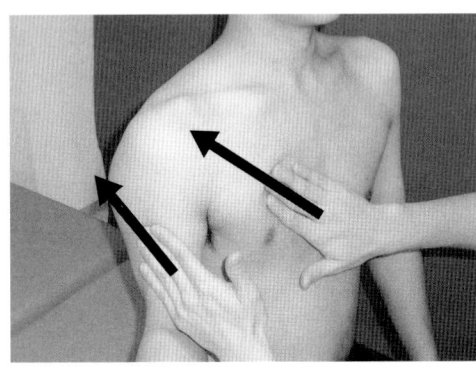

図 28 肩関節外旋可動域の改善方法 ❷

体幹側では剣状突起付近から肩甲上腕関節方向へ誘導する

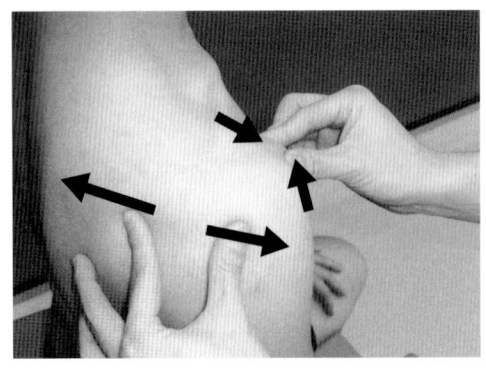

図 29 肩関節外旋可動域の改善方法 ❸

肩関節前面では皮膚をよせて弛緩させ,逆に肩関節後面では皮膚を離して伸張させる.なお,この方向のテーピングでもよい

肩関節内旋可動域の改善方法

上腕部において上(肩関節周辺)から下(肘関節周辺)方向に,かつ内旋方向に誘導する(図30).体幹側では,前述の肩関節外旋と逆

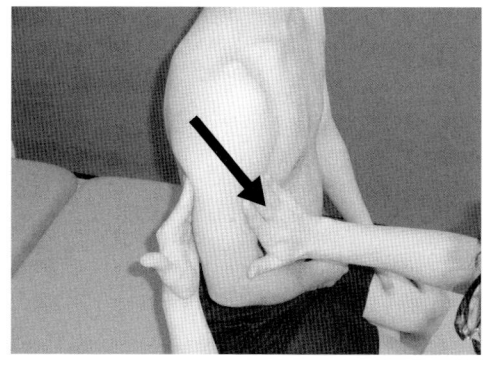

図 30　肩関節内旋可動域の改善方法 ❶
上（肩関節周辺）から下（肘関節周辺）方向に，かつ内旋方向に誘導する

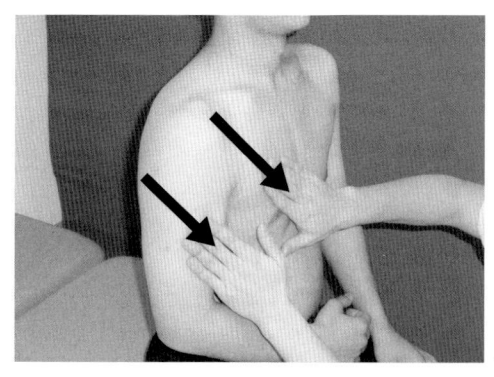

図 31　肩関節内旋可動域の改善方法 ❷
体幹側では肩甲上腕関節から剣状突起方向へ誘導する

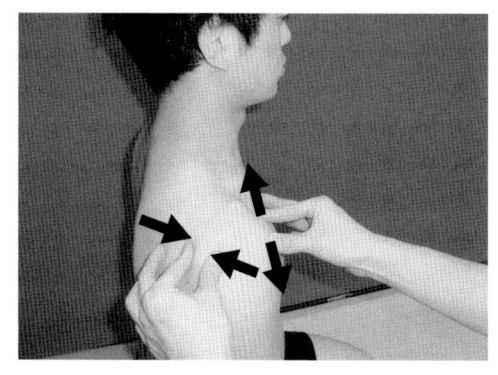

図 32　肩関節内旋可動域の改善方法 ❸
肩関節前面では皮膚を離して伸張させ，逆に肩関節後面では皮膚をよせて弛緩させる

に肩甲上腕関節から剣状突起方向へ誘導する（図31）．また，肩関節前面では皮膚を離して伸張させ，逆に肩関節後面では皮膚をよせて弛緩させる（図32）．

肩甲胸郭関節可動域の改善方法

　肩甲骨周辺では，皮膚の張力は上下方向よりも内外側方向に強くなっている（図33）．胸椎後弯が強くなると体幹前面では皮膚が下方へ移動し，体幹後面の胸椎部では皮膚が上方へ移動する．後弯姿勢とともによくみられる肩甲骨外転位では，体幹前面の皮膚の短縮が考えられる．そのため，胸椎伸展位で体幹前面の皮膚の伸張を他動的に胸骨から脊柱方向へ誘導することが重要である（図34）．しかし自動運動，すなわち肩甲骨内転筋や胸椎伸展筋活動とともに運動療法を行う場合には，脊柱から胸骨方向への皮膚の誘導が必要になる（図35）．このことは，呼吸運動に伴う肋骨の運動にも当てはまると考えている．

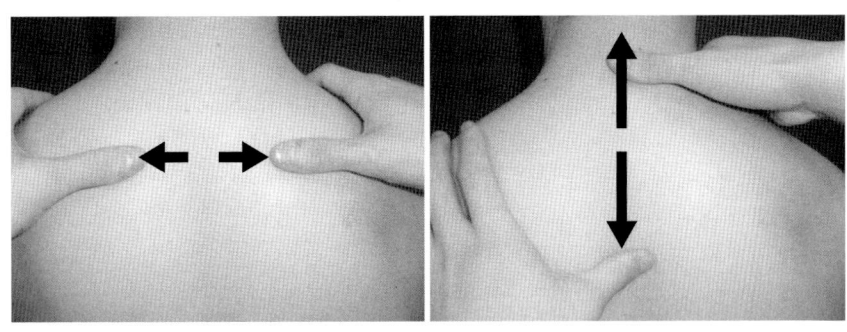

図33　皮膚の張力は上下方向よりも内外側方向に強くなっている

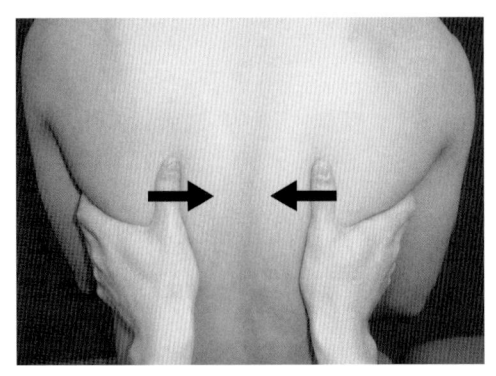

図34　肩甲胸郭関節可動域の改善方法 ❶
　他動的に後弯を改善するには胸骨から脊柱方向への皮膚の誘導が重要である

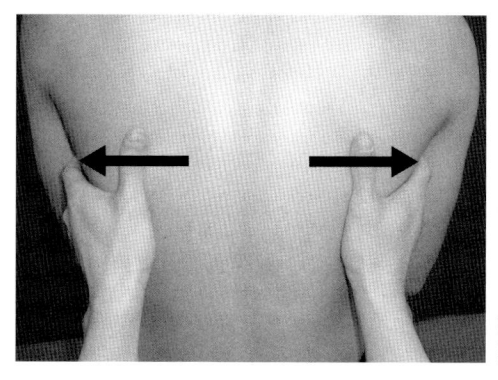

図35 肩甲胸郭関節可動域の改善方法❷
自動運動とともに後弯を改善するには，逆に脊柱から胸骨方向への皮膚の誘導が重要である（図は胸椎自動伸展運動の際の皮膚の誘導）

● **肩甲骨挙上可動域の改善方法** ●

　他動的には，肩甲骨に位置する皮膚を挙上方向へ誘導する．皮膚の動きが改善された後は，皮膚を下制方向へ誘導させた状態で肩甲骨挙上の自動運動を行わせることが有効である（図36）．

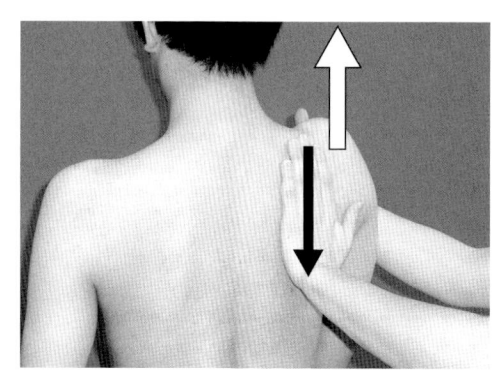

図36 肩甲骨挙上可動域の改善方法
肩甲骨全体の皮膚を挙上方向へ誘導し，改善後に皮膚を下制方向へ誘導させた状態で肩甲骨挙上の自動運動を行わせる（図は自動運動）

● **肩甲骨下制可動域の改善方法** ●

　臨床的には，肩甲骨が挙上位で固定されていることが多く，また胸椎後弯，胸郭前方の狭小化と結びついているため，体幹へのアプローチも同時に考える．肩甲骨を下制させるために，他動的には肩甲骨の皮膚全体を下制方向へ誘導する．自動運動とともに改善を行う場合には，皮膚を挙上させた状態で肩甲骨下制の自動運動を行わせる（図37）．

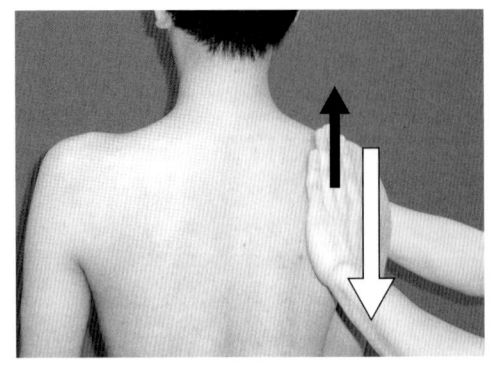

図 37 肩甲骨下制可動域の改善方法
肩甲骨全体の皮膚を下制方向へ誘導する．自動運動とともに改善を行う場合には，肩甲骨全体の皮膚を挙上させた状態で肩甲骨下制の自動運動を行わせる

● 肩甲骨外転可動域の改善方法 ●

　肩甲骨外転は，胸椎後弯や体幹上部の反対側回旋と関連している．例えば，右肩甲骨が体幹上部の左回旋と関連している．それらの評価を行った後，回旋に関する評価や治療を行うとともに，脊柱から胸骨方向へ肩甲骨上の皮膚全体を誘導する（**図 38**）．自動運動とともに改善を行う場合は，皮膚を脊柱方向へ誘導させた状態で外転運動を行わせる（**図 39**）．

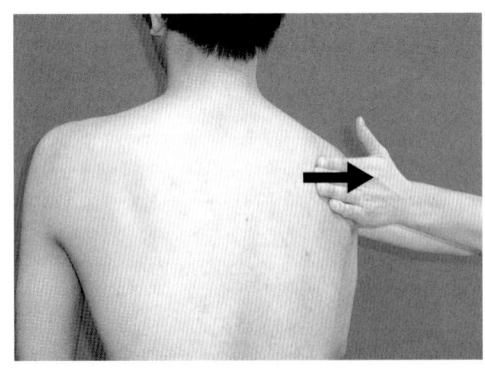

図 38 肩甲骨外転可動域の改善方法 ❶
肩甲骨上の皮膚全体を胸骨方向へ誘導する

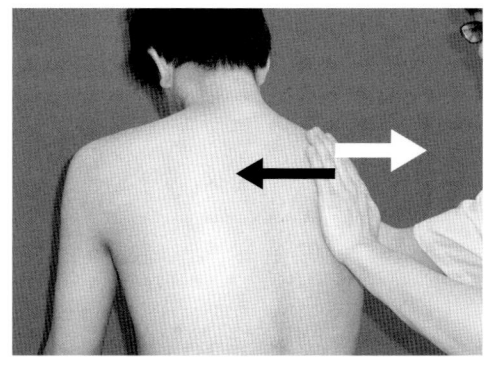

図 39　肩甲骨外転可動域の改善方法 ❷
自動運動とともに改善を行う場合は皮膚を脊柱方向へ移動させた状態で外転運動を行わせる

肩甲骨内転可動域の改善方法

　肩甲骨内転運動を誘導する必要性は高い．肩甲骨上の皮膚全体を脊柱方向へ誘導する（図40）．あるいは他動的に肩甲骨下角高位の皮膚を脊柱方向に誘導することで，胸部前面を伸張させる（図41，42）．皮膚を誘導したままの状態で患者に吸気を大きくとってもらうか，伸展運動を行わせる．菱形筋の活動のためには，肩甲骨と脊柱の間に皺がよらないように誘導する（図43）．

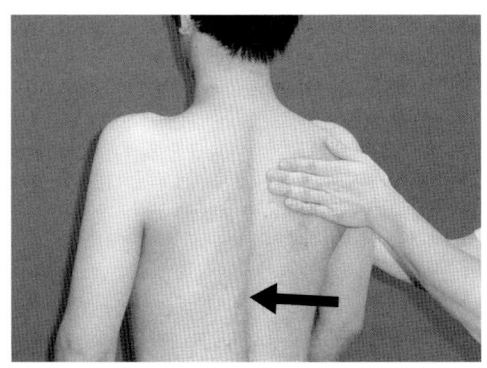

図 40　肩甲骨内転可動域の改善方法 ❶
肩甲骨上の皮膚全体を脊柱方向へ誘導する（図は他動運動）

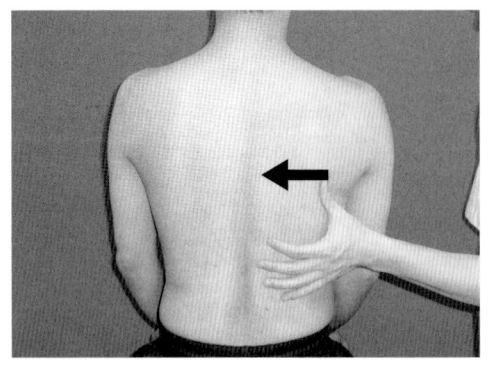

図 41 肩甲骨内転可動域の改善方法 ❷

肩甲骨下角高位の皮膚を脊柱方向に誘導することで,胸部前面の皮膚を伸張させる

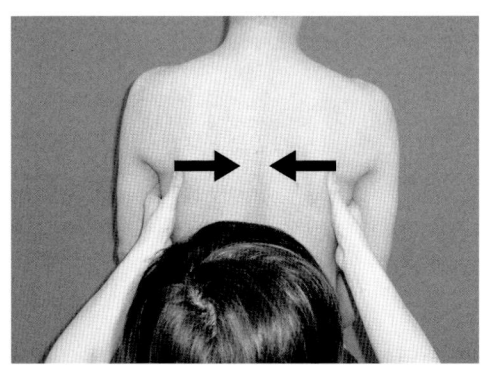

図 42 肩甲骨内転可動域の改善方法 ❸

肩甲骨下角高位の皮膚を脊柱方向に誘導することで,胸部前面を伸張させる(図は左右両側を行っている)

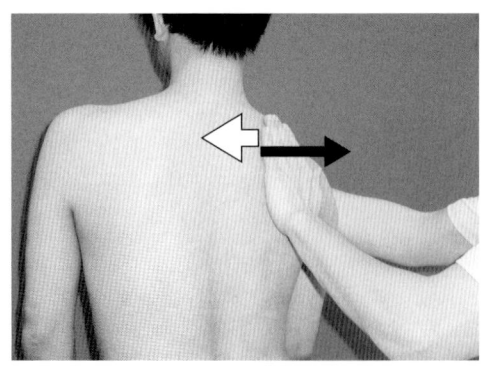

図 43 肩甲骨内転可動域の改善方法 ❹

肩甲骨上の皮膚を外転方向に誘導した状態で菱形筋を活動させる

2　肘関節

肘関節屈曲可動域の改善方法

　肘関節屈曲時においては，肘頭付近に皮膚が集まる方向に誘導する（図 44）．すなわち，上腕部では下方へ，前腕部では上方へ誘導する．また，肘窩部では皺が観察されるため，皺が深くならないように離れる方向に皮膚を誘導する（図 45）．なお四肢関節であるため，他動的アプローチと自動運動時のアプローチは同方向である．

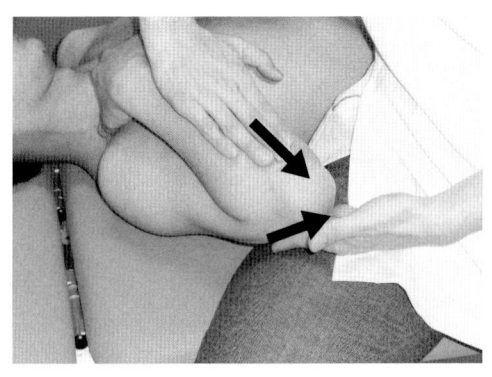

図 44　肘関節屈曲可動域の改善方法❶
　肘頭付近に皮膚を集めるように行う．この状態で患者に自動屈曲運動を行ってもらってもよい

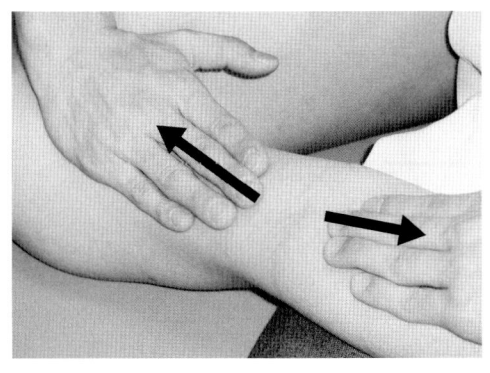

図 45　肘関節屈曲可動域の改善方法❷
　肘窩部から皮膚を離す方向に行う．この状態で自動屈曲運動を行ってもらってもよい

● 肘関節伸展可動域の改善方法 ●

肘関節伸展を促すためには肘関節屈曲時とは反対に，肘頭付近から皮膚を上下に離す方向に誘導する（図46）．また逆に，肘窩部には皮膚を集める方向に誘導する（図47）．

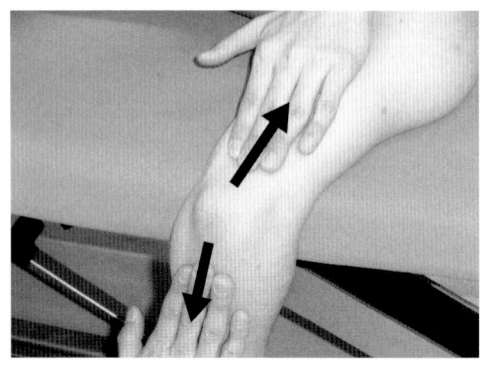

図46　肘関節伸展可動域の改善方法❶
肘頭付近から皮膚を上下に離す方向に移動させる

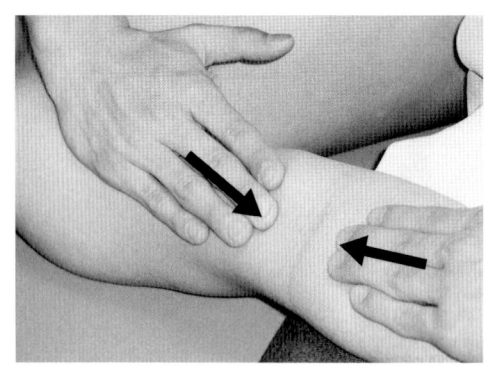

図47　肘関節伸展可動域の改善方法❷
肘窩部に皮膚を集めるように行う．この状態で自動伸展運動を行ってもらってもよい

3　前腕

● 前腕回内・回外可動域の改善方法 ●

前腕回内運動を大きくするためには，前腕部の皮膚を回内方向に誘導するか（図48），橈骨側から尺骨側に皮膚を集めるように誘導する（図49）．逆に回外運動を大きくする場合には，前腕部の皮膚を回外方向に誘導するか（図50），尺骨側から橈骨側に皮膚を集めるように

誘導する（図51）.

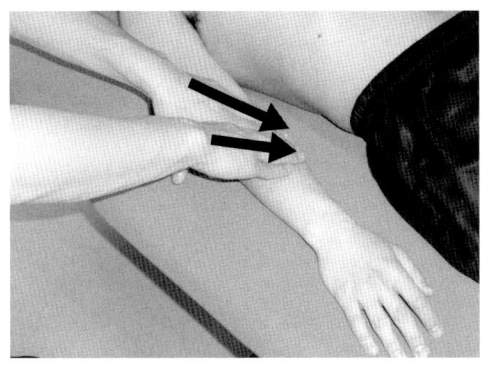

図48 肘関節回内可動域の改善方法❶
前腕部の皮膚を回内方向に誘導する

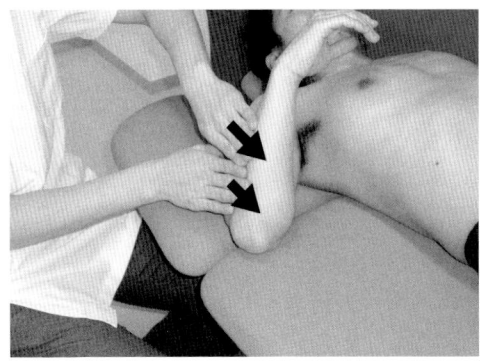

図49 肘関節回内可動域の改善方法❷
橈骨側から尺骨側に皮膚を集める．この状態で回内自動運動を行ってもらってもよい

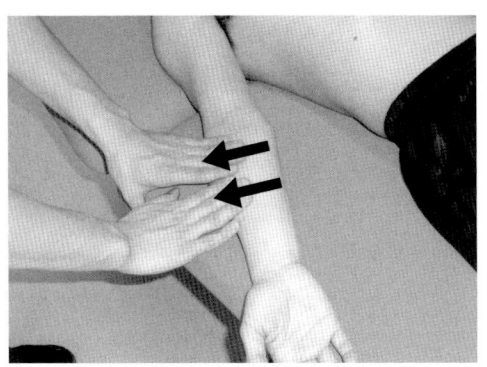

図50 肘関節回外可動域に改善方法❸
前腕部の皮膚を回外方向に誘導する

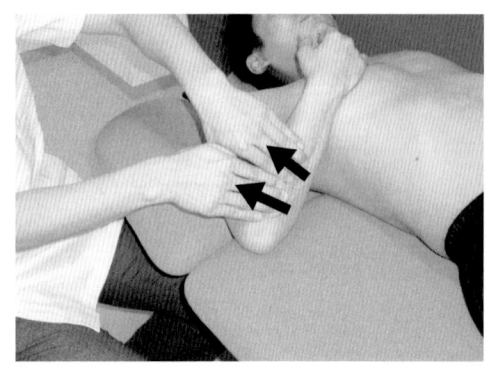

図 51　肘関節回外可動域の改善方法 ❹
尺骨側から橈骨側に皮膚を集める．この状態で回内自動運動を行ってもらってもよい

4　手関節

手関節背屈可動域の改善方法

　手関節背屈時に手背部に皺が観察できる．そのため手関節より末梢では，手背部の皮膚を指尖方向へ，手掌部の皮膚を手関節方向へ誘導する（図 52）．また，前腕部においては手背部側の皮膚を肘関節方向へ，手掌部側の皮膚を手関節方向へ誘導する（図 53）．

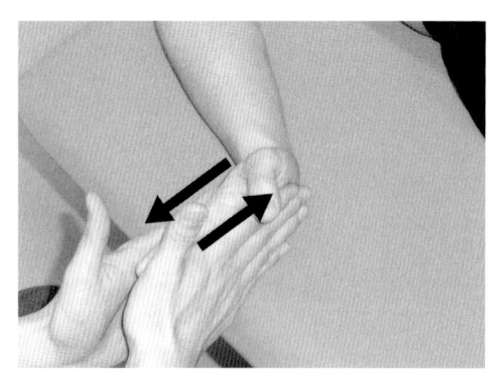

図 52　手関節背屈可動域の改善方法 ❶
手関節より末梢では，手背部の皮膚を指尖方向へ，手掌部の皮膚を手関節方向へ誘導する

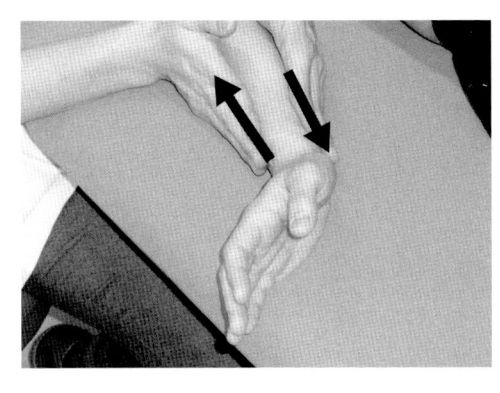

図 53 手関節背屈可動域の改善方法 ❷
　前腕部においては手背部側の皮膚を肘関節方向へ，手掌部側の皮膚を手関節方向へ誘導する

● **手関節掌屈可動域の改善方法** ●

　手関節背屈とは逆を行う．手関節掌屈時には手関節掌側に皺が観察できる．そのため手関節より末梢では，手背部の皮膚は手関節方向へ，手掌部の皮膚は指尖方向へ誘導する（図 54）．また，前腕部においては手背部側の皮膚を手関節方向へ，手掌部側の皮膚を肘関節方向へ誘導する（図 55）．

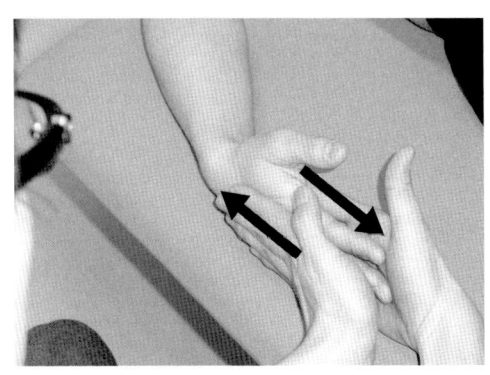

図 54 手関節掌屈可動域の改善方法 ❶
　手関節より末梢では，手背部の皮膚を手関節方向へ，手掌部の皮膚を指尖方向へ誘導する

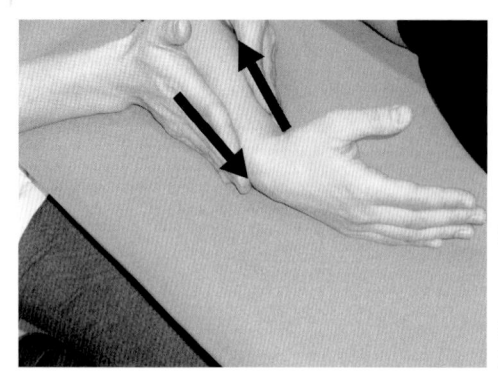

図 55 手関節掌屈可動域の改善方法 ❷
前腕部においては手背側の皮膚を手関節方向へ，手掌側の皮膚を肘関節方向へ誘導する

● **手関節橈屈可動域の改善方法** ●

　手関節橈屈では橈側に皺が観察できる．そのため前腕部においては，橈側の皮膚を肘関節方向へ，尺側の皮膚を手関節方向へ誘導する（図56）．また，手関節より末梢の橈側では指尖方向へ，手関節より末梢の尺側では手関節方向へ皮膚を誘導する．つまり，橈側では手関節から離れる方向へ（図57），尺側では手関節に近づく方向へ皮膚を誘導する（図58）．

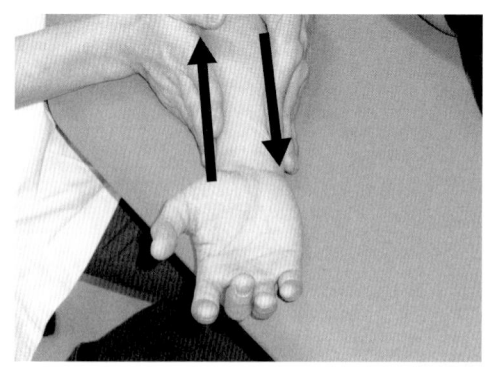

図 56 手関節橈屈可動域の改善方法 ❶
前腕部においては，橈側の皮膚を肘関節方向へ，尺側の皮膚を手関節方向へ誘導する

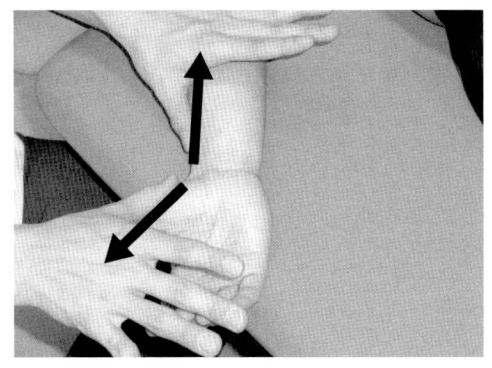

図 57　手関節橈屈可動域の改善方法 ❷
橈側では手関節から離れる方向へ誘導する

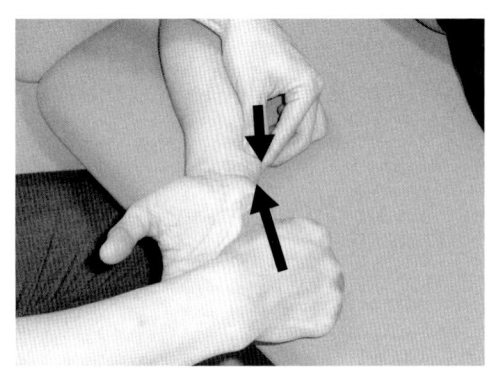

図 58　手関節橈屈可動域の改善方法 ❸
尺側では手関節に近づく方向へ誘導する

● **手関節尺屈可動域の改善方法** ●

　手関節橈屈とは逆に手関節尺屈では尺側に皺が観察できる．そのため前腕部においては，橈側の皮膚を手関節方向へ，尺側の皮膚を肘関節方向へ誘導する（**図 59**）．また，手関節より末梢の尺側では指尖方向へ，手関節より末梢の橈側では手関節方向へ誘導する．つまり，橈側では手関節に近づく方向へ（**図 60**），尺側では手関節から離れる方向へ誘導する（**図 61**）．

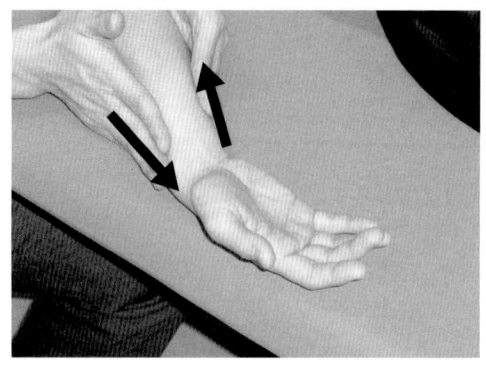

図 59　手関節尺屈可動域の改善方法 ❶
前腕部においては橈側の皮膚を手関節方向へ，尺側の皮膚を肘関節方向へ誘導する

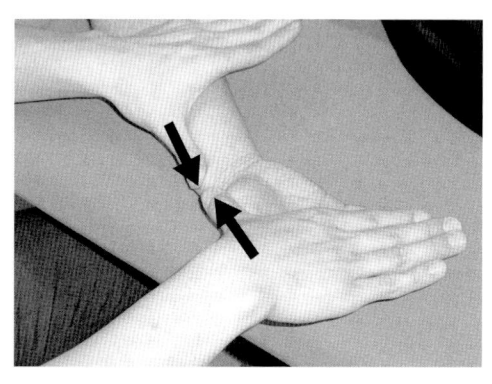

図 60　手関節尺屈可動域の改善方法 ❷
橈側では手関節に近づく方向へ誘導する

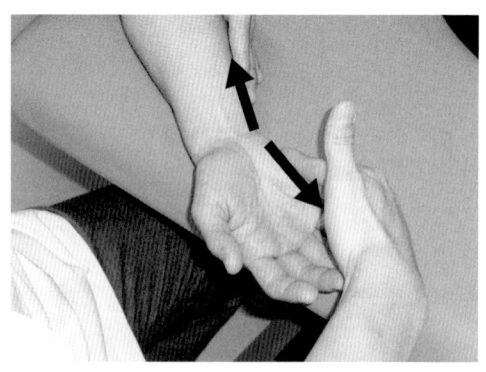

図 61　手関節尺屈可動域の改善方法 ❸
尺側では手関節から離れる方向に誘導する

5 上肢関節間での皮膚運動の方向について

図 62〜66 に上肢関節運動と皮膚運動の関係を示す．皺が観察される運動では，図 62〜66 のように皺がよらない方向に皮膚が動く．次に肩関節と肘関節が同時に動く場合について述べる．肩関節水平内転時に肘関節屈曲を行うと，上腕部内側では皮膚が集約してしまうと同時に，上腕部外側では皮膚が過剰に

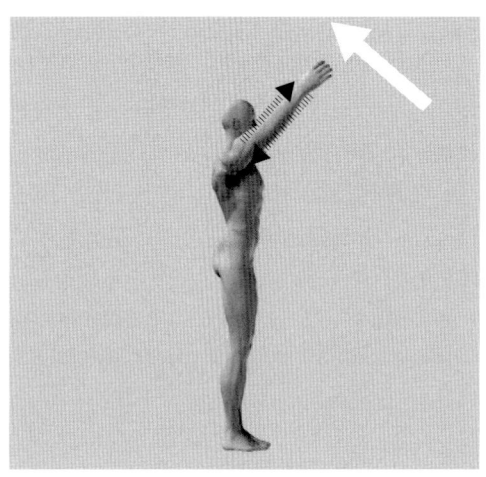

図 62　肩関節屈曲時の皮膚運動
　肘関節が伸展位で，母指が上を向いた場合であれば，橈側の皮膚が末梢側へ，尺側の皮膚が中枢側へ移動する

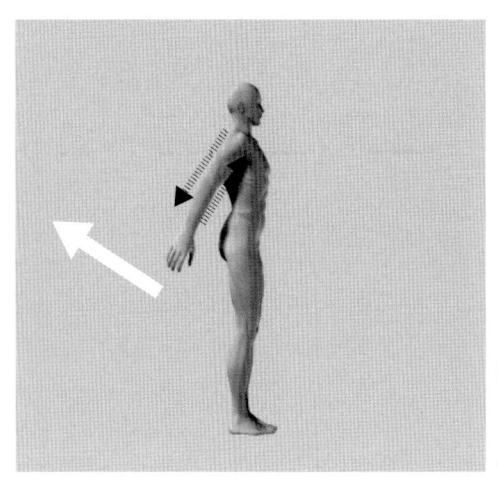

図 63　肩関節伸展時の皮膚運動
　肘関節が伸展位で，小指が上を向いた場合であれば，尺側の皮膚が末梢側へ，橈側の皮膚が中枢側へ移動する

伸張されることとなる．そのため肘関節伸展位で行ったほうが，水平内転運動は大きくなる（図67，68）．これは上腕三頭筋の影響だけではないと考えられる．なぜなら，肘関節伸展位のままで肩関節水平内転を行い，その後で肘関節を屈曲する順序で行うと，大きい角度が得られることが，その理由を示していると考えるからである．同様に肩関節水平外転時には肘関節屈曲位で行ったほうが，上腕部の皮膚が内側・外側ともに運動方向が一致するため運動を施行しやすいことがわかる（図69，70）．これも上腕二頭筋の影響だけではないと考えられる．前者と同様に，肘関節屈曲位で肩関節水平外転を行い，その後に肘関節を伸展する順序で運動を行えば，肩関節水平外転角度も大きく保たれる．上肢の皮膚移動方向（図64）を考慮すれば，両手掌を胸の前で合わせた状態から，左掌は指尖方向へ動かし右手掌を手関節方向へ動かすと，頭頸部の左側屈が大きく，右側屈が小さくなることも皮膚以外の影響では考えにくい．つまり，手掌の皮膚運動が上肢から頸部，そして頭部と影響を与えていると考えられる．このように皮膚運動は隣接関節との伝わりを考慮するうえで，重要な方向性の法則を有しているのではないかと考えている．さらに，そこには物理的な性質だけではなく，なんらかの感覚器としての生理的作用を見出す可能性があると筆者は考えている．

　同様に肩関節屈曲時には，母指が上にある状態では上腕部橈側の皮膚は肘関

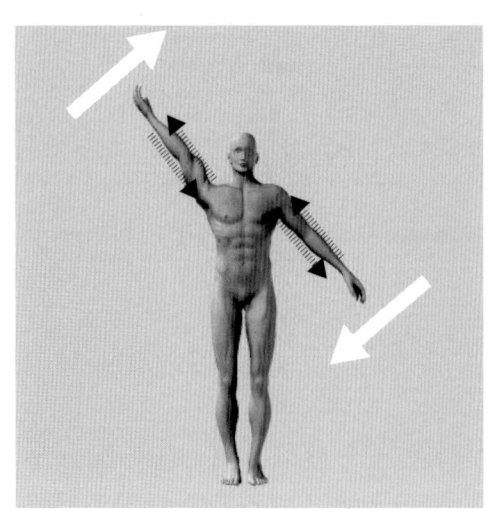

図64　肩関節内転・外転時の皮膚運動

　肘関節が伸展位であれば，外転側では手掌側の皮膚が末梢方向へ，手背側の皮膚が中枢方向へ移動する．また内転側ではその逆となる

節方向へ誘導し，上腕部尺側の皮膚は肩関節方向へ誘導する．この運動を肘関節伸展位で行うと影響はないが，肘関節屈曲位で行った場合には，肘関節屈曲による皮膚の誘導が肩関節屈曲と拮抗するため屈曲しにくくなる．逆に肩関節

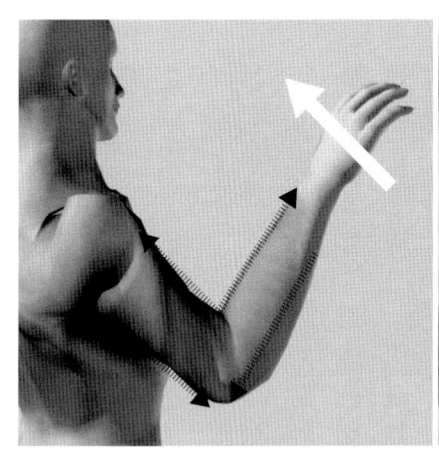

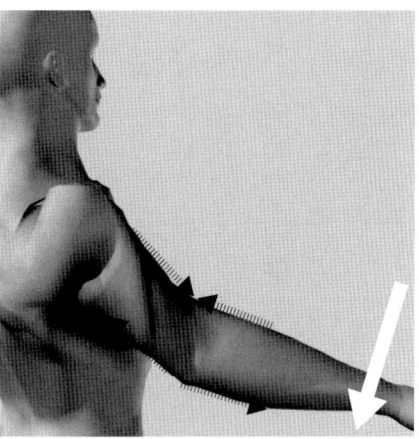

図 65　肘関節屈曲・伸展時の皮膚運動
肘関節屈曲時には肘窩部から離れ，肘頭方向へ集まる．また，肘関節伸展時には肘窩部方向に集まり，肘頭から離れる

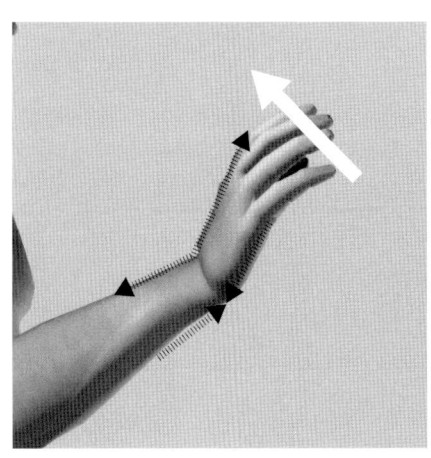

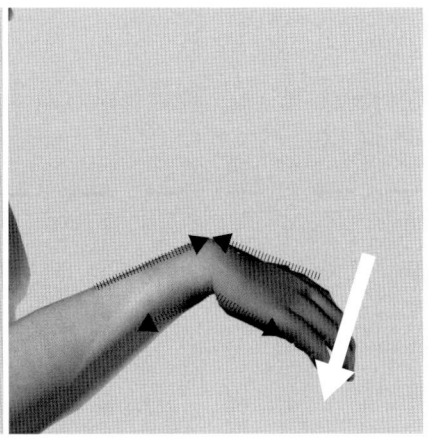

図 66　手関節背屈・掌屈時の皮膚運動
手背側の皮膚は背屈時には手関節から離れ，底屈時には集まる．手掌側の皮膚は背屈時には手関節に集まり，掌屈時には離れる

伸展時には，上腕部橈側の皮膚は肩関節方向へ誘導する．この方向の時には肘関節屈曲位で肩関節伸展運動を行うと影響はないが，肘関節伸展位で行った場合には，肘関節伸展による皮膚の誘導が肩関節伸展運動と拮抗するため伸展しにくくなる．このことも前述の二関節筋の影響だけではないと考えられる．

次に肘関節と手関節の運動の関係を述べる．皮膚の動きの観点からは肘関節を屈曲させる動きの際には，手関節は背屈させたほうが動きの努力度として容易であり，また角度自体も大きくなりやすい（図71）．また肘関節を伸展させる時には手関節は掌屈して行うほうがよい．逆に，手関節背屈を大きくしたい

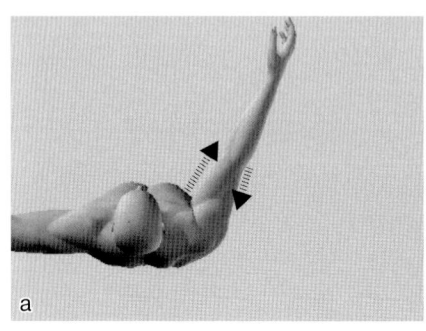

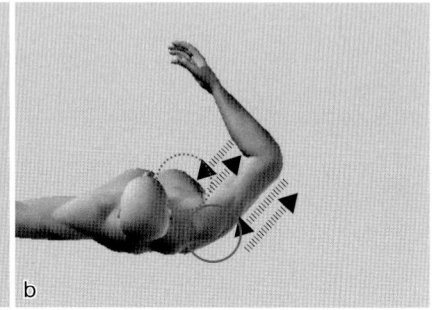

図 67　肘関節伸展位での肩関節水平内転と肘関節屈曲位での肩関節水平内転
肩関節水平内転では矢印方向への皮膚移動があるが（a），肘関節屈曲位では上腕部で肩関節水平内転運動と肘関節屈曲運動が拮抗してしまうため，○（点線）では皮膚が弛緩して集まり，○（実線）では皮膚が伸張される

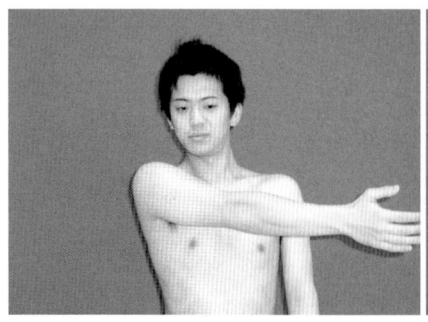

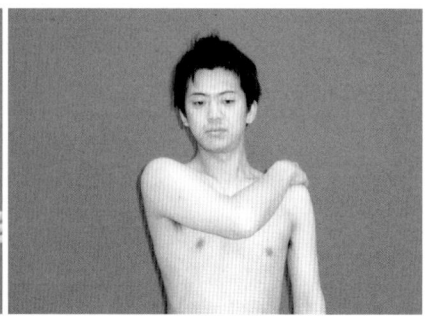

a．肘関節伸展位での水平内転（肘関節屈曲位より大きく動く）

a．肘関節屈曲位での水平内転

図 68　図 67 を実際に行った際の写真

場合には肘関節を屈曲しながら行い，手関節掌屈を大きくする場合には肘関節伸展位で行うほうが利にかなっている．これらは肘と手の両関節に関わる二関節筋とともに皮膚の影響があるのではないかと筆者は考えている．

　上肢全体の運動性を広げる方法としてダイナミックな方法を紹介する．手掌側や手背側に母指から小指方向へ**図 72** のように誘導することで上肢が挙上しやすくなる．また，肩関節水平外転の可動域を大きくするには，前述のように上腕部手掌側の皮膚を肩関節方向へ，または上腕部手背側の皮膚を指尖方向へ誘導することでもよいが，前腕部にも同方向に皮膚を誘導する刺激を与える．

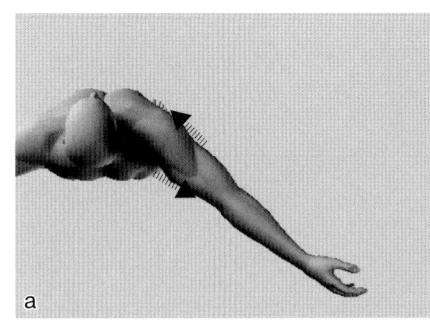

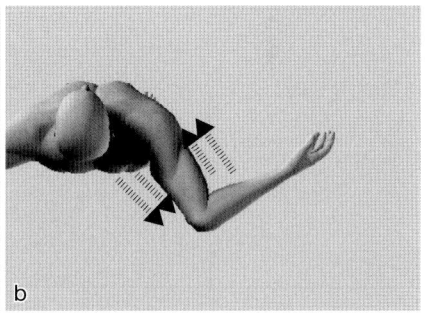

図 69　肘関節伸展位での肩関節水平外転と肘関節屈曲位での肩関節水平外転
　上腕二頭筋の影響も考えられるが，肩関節水平外転では矢印方向への皮膚移動がある（a）．肘関節屈曲位では上腕部で肩関節水平外転運動と肘関節屈曲運動が同方向となるため，運動が大きくなる

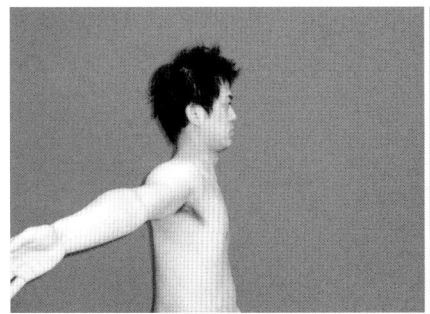

a．肘関節伸展位での水平外転　　b．肘関節屈曲位での水平外転（肘関節伸展位より大きく動く）

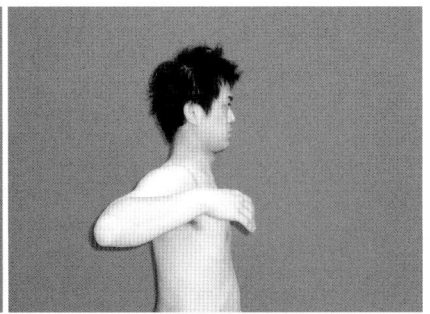

図 70　図 69 を実際に行った際の写真

さらに，指尖部の手背側は末梢方向に向かって，手掌側は中枢方向に向かって皮膚を刺激誘導する（図73），あるいはテーピングを貼付する（図74）．この

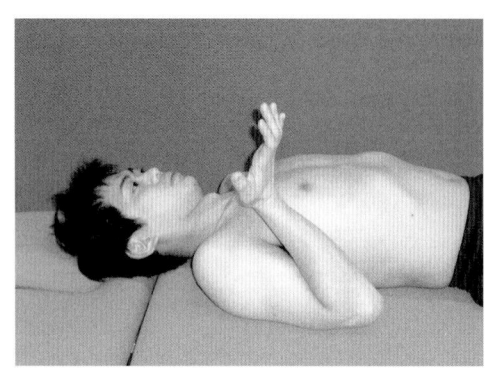

図71　肘関節を屈曲する際には筋以外に手関節背屈位で行ったほうが皮膚の動きの観点からも行いやすい

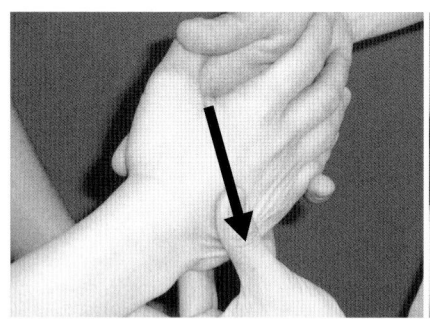

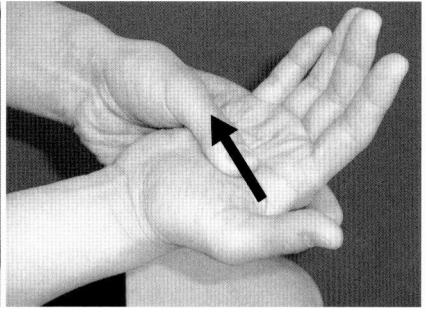

図72　手背側あるいは手掌側に母指から小指側方向への皮膚刺激を与えると上肢挙上運動が施行しやすくなる

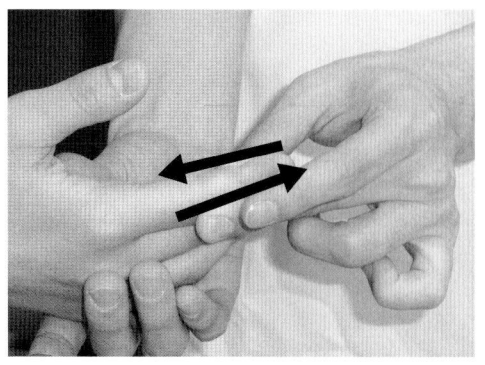

図73　指先への皮膚の刺激方向は手背側は末梢方向へ向かって，手掌側は中枢方向へ向かって刺激を与えると肩関節水平外転方向の動きが大きくなる

上肢最末梢部は皮膚の運動方向が変化するところのようで感度が高い．中指1本でも十分だが，示指から環指の3本にテーピングを貼付すると肩関節水平外転の大きさが非常に大きくなる（図75）．

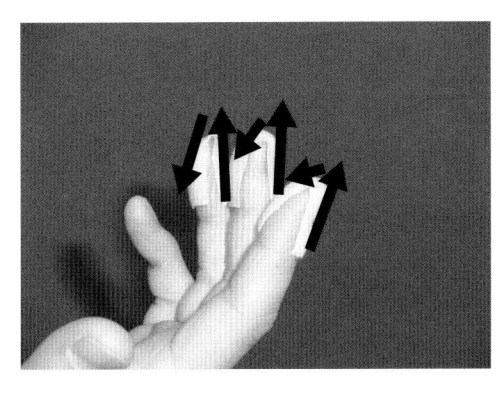

図74　手背側は末梢方向へ向かって，手掌側は中枢方向へ向かってのテーピング

中指1本でも効果があるが，3本行うことで肩関節水平外転は大きくなる．テープ貼布後に指の屈曲・伸展を数回行う

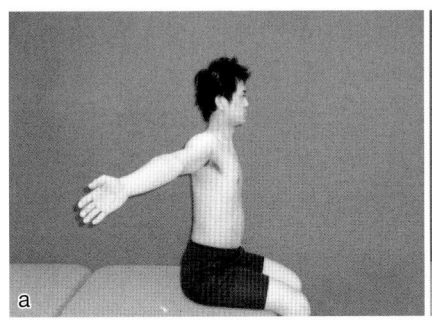

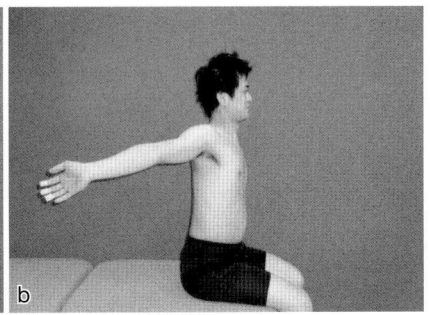

図75　指尖3本にテーピングを貼付する前（a）と後（b）の肩関節水平外転の角度変化

6　股関節

股関節周辺の皮膚は，動きに対して感受性が高いように感じられる．股関節屈曲や外転時に代表されるように，動きの方向に皺が観察できる場合，通常生じる皮膚の運動は「皺がよらない方向に動く」ため，その動きを促進するように皮膚への刺激を与えることになる．

股関節屈曲可動域の改善方法

股関節屈曲時に鼠径靱帯付近に皺がより，屈曲制限の要素となる（図76）．またこの場所は，皮膚緊張線が集約されてくる部位でもある．屈曲制限に対しては，まず鼠径部より遠位の大腿部の皮膚を下外方へ誘導し，鼠径部より近位である腹部の皮膚は上内方へ誘導する（図77，78）．つまり，鼠径部を引き離すよう皮膚を誘導するのである．この方法は皮膚を伸張したまま数十秒保持するやり方でもよいが，その後自動運動を伴うように行う（図79，80）．股関節屈曲を後面から誘導することも可能であり，その場合は皮膚を殿溝に集めるようにする（図81）．

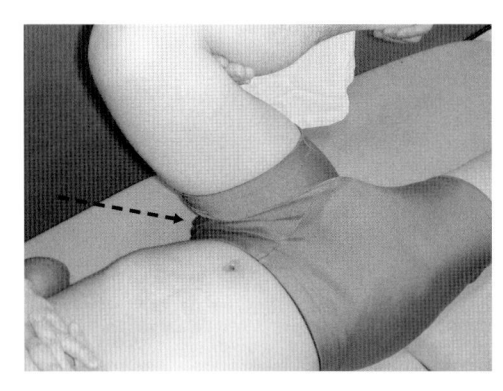

図76 股関節屈曲時に鼠径部に集まる皮膚の状態

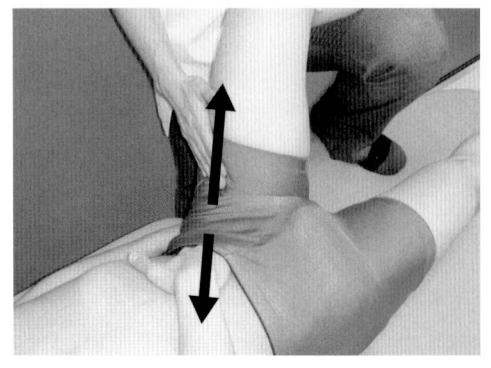

図77 股関節屈曲可動域の改善方法❶
鼠径部より遠位の大腿部の皮膚を下外方へ誘導し，鼠径部より近位である腹部の皮膚は上内方へ誘導する

第 1 節　関節運動の改善

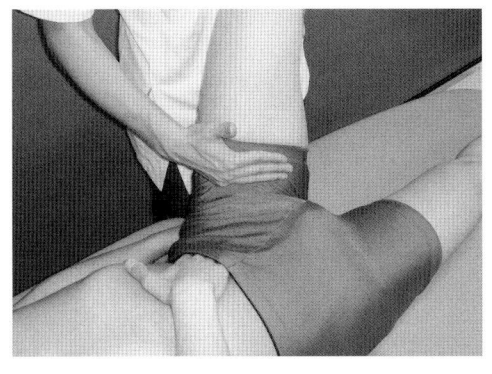

図 78　股関節屈曲可動域の改善方法 ❷
鼠径部のどの部分が特に伸張されにくいかを触知しながら操作を加える

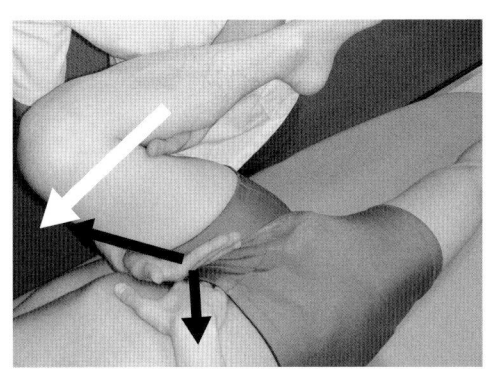

図 79　股関節屈曲可動域の改善方法 ❸
皮膚誘導を加えたままで，股関節屈曲の自動運動を行う．下肢重量はセラピストがコントロールするようにする

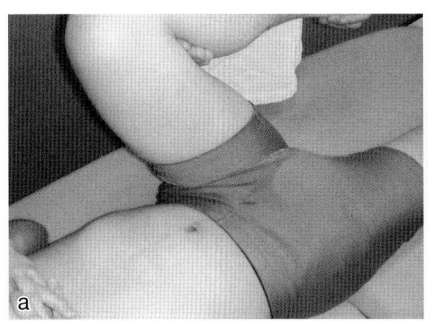

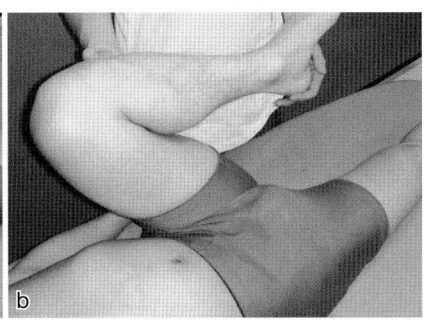

図 80　股関節屈曲可動域の改善方法 ❹
股関節屈曲の自動運動を 2～3 分間行う前（a）と後（B）での股関節屈曲角度の違い

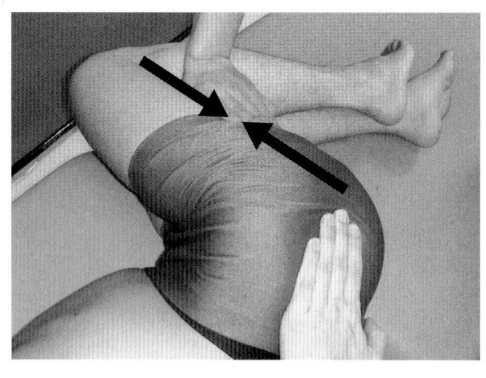

図 81　股関節屈曲可動域の改善方法❺
殿溝部に上下から皮膚を殿溝に誘導している状態

● 股関節伸展可動域の改善方法 ●

　股関節伸展可動域の拡大のためには，殿溝付近の皮膚を上下に離すようにする（図 82）．逆の方法として鼠径靱帯付近に皮膚を互いに集まるように誘導することも効果的である（図 83）．

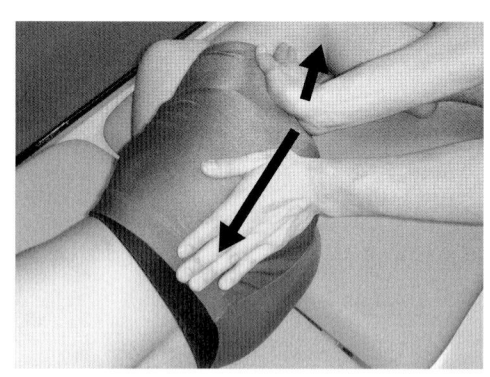

図 82　股関節伸展可動域の改善方法❶
殿溝付近の皮膚を上下に離すようにする

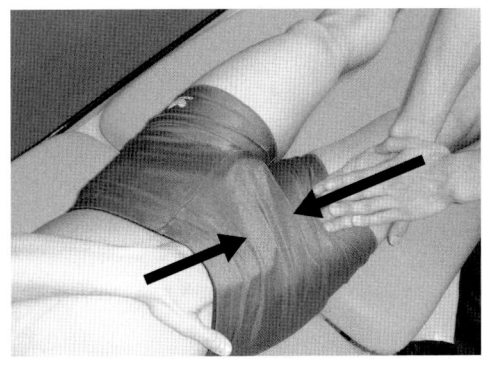

図83 股関節伸展可動域の改善方法❷
鼠径部に皮膚を誘導している状態

股関節外転可動域の改善方法

　股関節外転時には大転子付近に皺が観察できる．この皺も外転制限の要素となる．この場合は，大転子より近位は上方へ，遠位は下方へ誘導する．あるいは大転子より前方は前方へ，後方は後方へ誘導する．すなわち，大転子付近の皮膚は大転子から向かって外側方向へ向けて全体的に伸張し，大転子から離される方向に誘導すればよく，また，大腿部内側の皮膚は鼠径靱帯付近に集まるように上方へ誘導する．(図84，85)．これは立位でも同様である（図86，87）．そのためテーピングを用いる場合には大転子付近から皮膚を離す方向に貼付する（図88，89）．

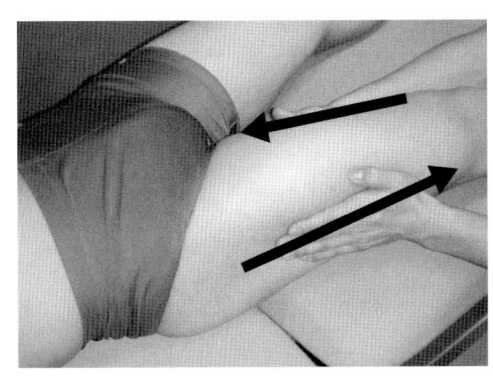

図84 股関節外転可動域の改善方法❶
大転子より下部の皮膚を下方へ誘導している．また同時に，大腿部内側の皮膚を上方へ誘導している

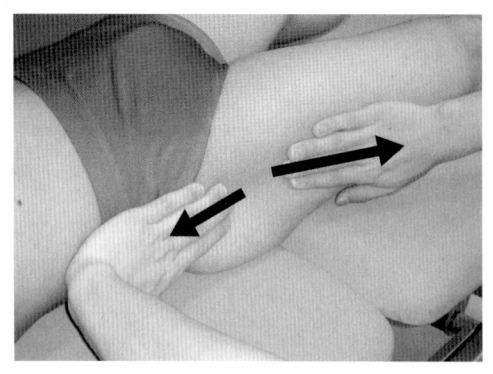

図 85 股関節外転可動域の改善方法❷
大転子付近の皮膚を上下に離す方向に伸張した状態を十数秒保持すると,その後,外転角度が大きくなりやすい

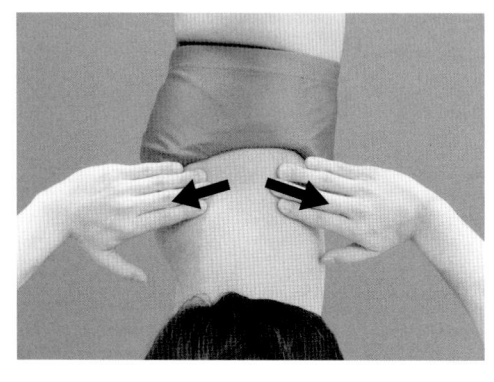

図 86 股関節外転可動域の改善方法❸
立位で大転子付近の皮膚を前後に離す方向に伸張した状態

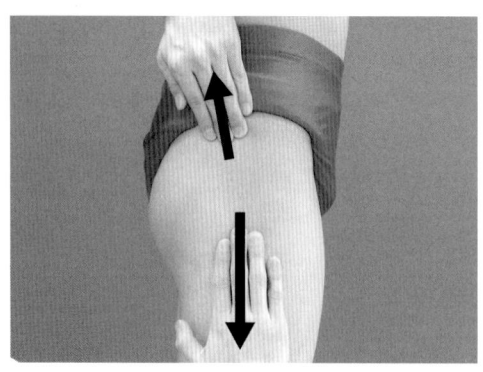

図 87 股関節外転可動域の改善方法❹
立位で大転子付近の皮膚を上下に離す方向に伸張した状態

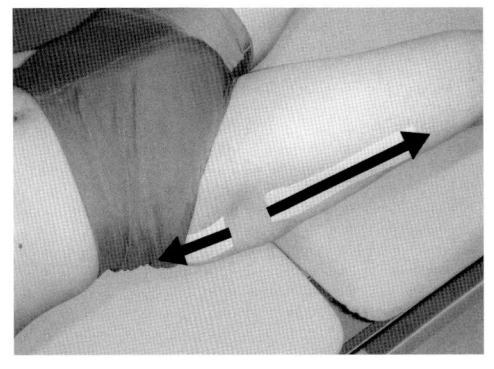

図 88 股関節外転可動域の改善方法 ❺
大転子付近の皮膚を上下に離す方向に伸張しているテーピング

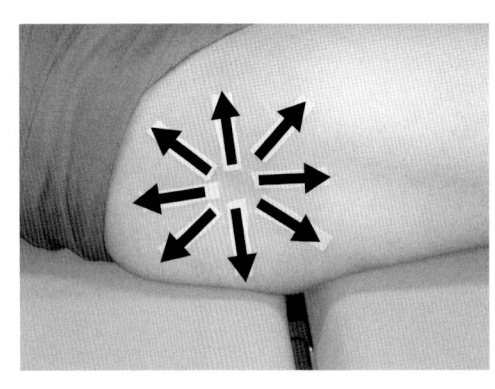

図 89 股関節外転可動域の改善方法 ❻
大転子を中心に上下・左右・斜方向に皮膚を離す方向に伸張したテーピング．このテーピングによって片脚立位は安定する

● **股関節内転可動域の改善方法** ●

　股関節内転時の皮膚は大転子付近に集まるため，大転子より近位の皮膚は下方へ，遠位の皮膚は上方へ誘導する必要がある．また大腿部内側の内転筋上にある皮膚は下方へ誘導する必要がある（図90）．このほかに，前後あるいは上下方向に皮膚を大転子に誘導する方法も効果的である（図91～93）．なお皮膚を誘導する場合は，その状態を十数秒保持するとその後内転角度が大きくなりやすい．テーピングの場合は図94のように大転子に集まるように貼付する．

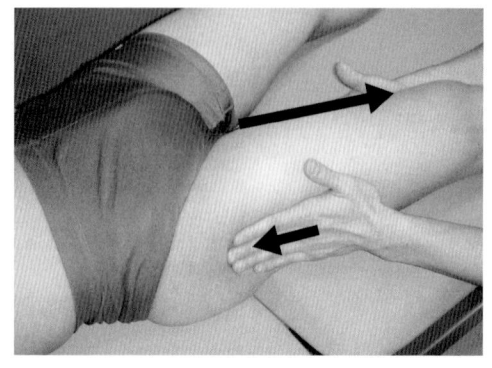

図 90 股関節内転可動域の改善方法 ❶
大転子より遠位の皮膚を上方へ誘導している．同時に大腿部内側にある皮膚を下方へ誘導している

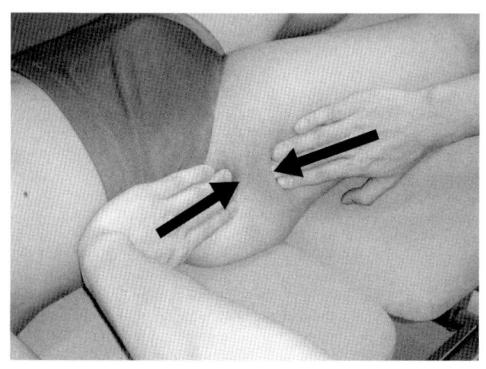

図 91 股関節内転可動域の改善方法 ❷
大転子付近の皮膚を上下から集めた状態

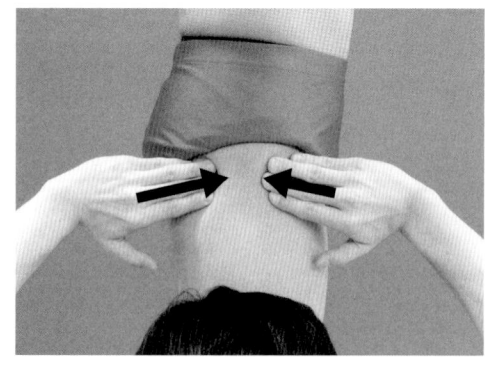

図 92 股関節内転可動域の改善方法 ❸
立位で大転子付近の皮膚を前後から集めた状態

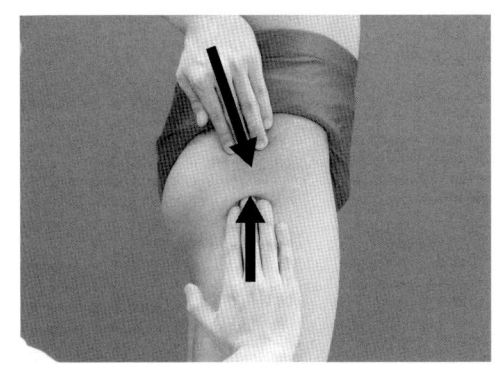

図 93　股関節内転可動域の改善方法 ❹
立位で大転子付近の皮膚を上下から集めた状態

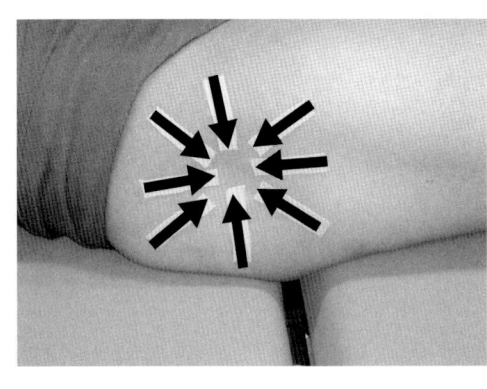

図 94　股関節内転可動域の改善方法 ❺
大転子を中心に上下・左右・斜方向から皮膚を集めるようにテーピングを貼付する

● **股関節内旋可動域の改善方法** ●

　股関節内旋可動域を拡大するためには，上前腸骨棘から膝関節内側へ向かう方向の皮膚緊張線を全体的に誘導する（**図 95**）．テーピングは縫工筋に沿う方向に貼付する（**図 96，97**）．屈曲位での内旋可動域を大きくするためには両上後腸骨棘を結ぶ線が重要である（**図 98**）．また，殿溝高位から殿部を内旋方向に誘導する（**図 99**）．さらに皮膚のみではなく大転子の後方寄りを手でかけて，大腿骨や坐骨大腿靱帯ごと内旋させる方法もある（**図 100**）．

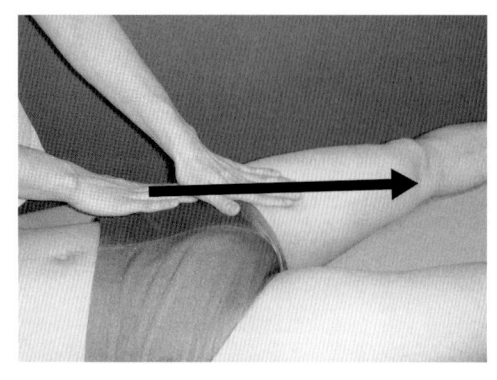

図 95 股関節内旋可動域の改善方法 ❶
上前腸骨棘から膝関節内側方向への皮膚の誘導を行う．なお，方向を逆にすると股関節外旋運動を改善する

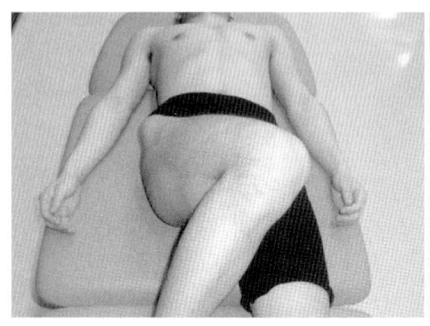

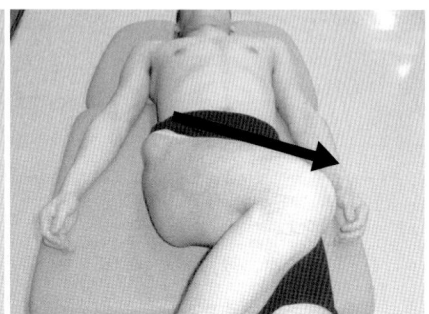

a. テーピング前　　　　　　　　　b. テーピング後
図 96 股関節内旋可動域の改善方法 ❷
縫工筋の走行に合わせたテーピングで，上外側から斜め内側方向へ貼付する

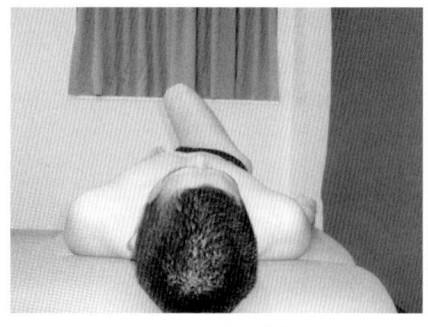

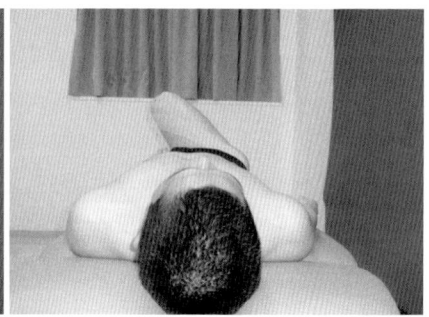

a. テーピング前　　　　　　　　　b. テーピング後
図 97 図 96 を前方からみたもの

第1節　関節運動の改善　87

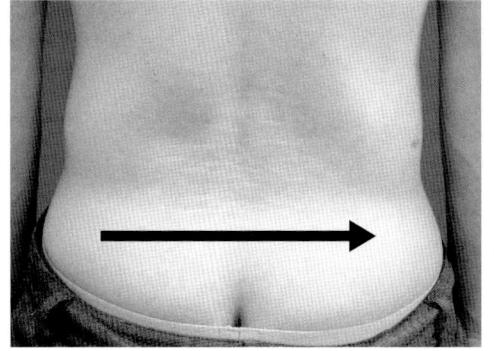

図 98　右股関節を内旋させた時の皮膚の移動方向
股関節屈曲角度が大きくなるほど，皮膚は下方へ移動する

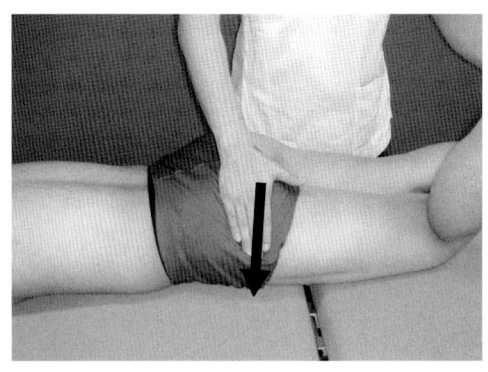

図 99　股関節内旋可動域の改善方法 ❸
殿溝高位から殿部を内旋方向に誘導する

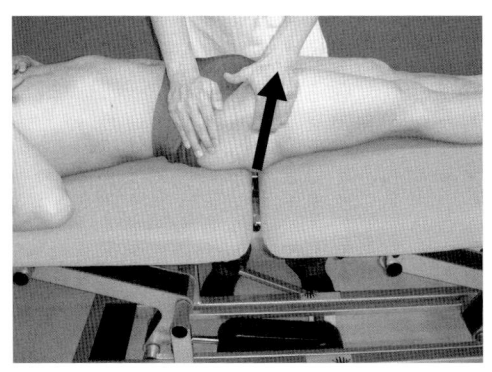

図 100　股関節内旋可動域の改善方法 ❹
大転子の後方寄りを手でかけて，大腿骨ごと内旋させる方法もある．右手は骨盤を固定している

股関節外旋可動域の改善方法

股関節外旋可動域の拡大には，前述の股関節内旋とは逆に皮膚緊張線を誘導する．すなわち，縫工筋の停止から起始方向への皮膚の誘導

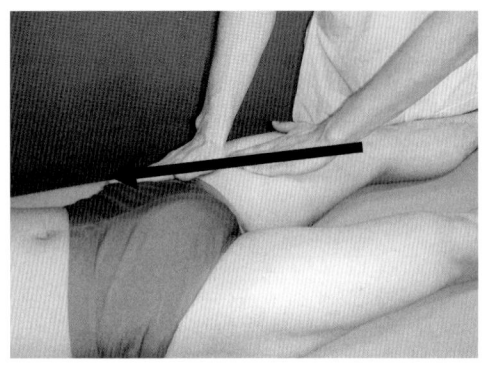

図 101　股関節外旋可動域の改善方法 ❶
縫工筋の走行に沿う皮膚を停止から起始方向へ誘導する

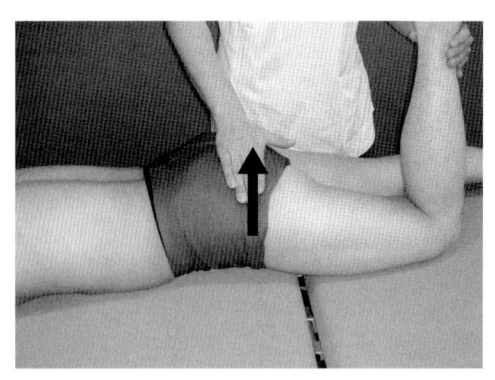

図 102　股関節外旋可動域の改善方法 ❷
殿溝高位から殿部を外旋方向に誘導する

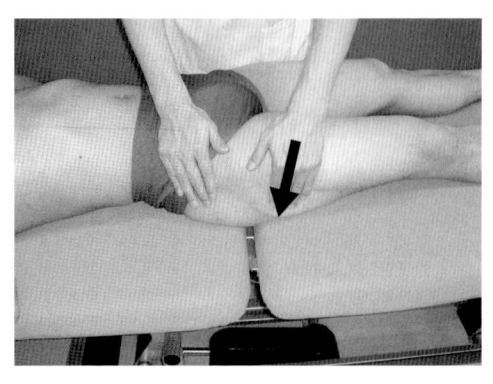

図 103　股関節外旋可動域の改善方法 ❸
大転子の高さの皮膚を外旋方向に誘導する

が効果的である（図 101）．また，体幹後面の皮膚の誘導方向も前述の股関節内旋とは逆方向となる．その他の方法としては，殿溝高位から殿部を外旋方向に移動させるもの（図 102），あるいは大転子の高さの皮膚を外旋方向に誘導するもの（図 103），さらに膝関節内側から上前腸骨棘方向へのテーピングもよい．図 104 は縫工筋の走行に沿って皮膚を上前腸骨棘から誘導した状態の違いを示したものである．この場合，大腿骨上で骨盤の可動性が変化しやすくなる．このように上前腸骨棘周辺の皮膚を誘導すると，股関節内旋・外旋角度が変化しやすくなるため立位での骨盤回旋角度が変化する．よって，皮膚

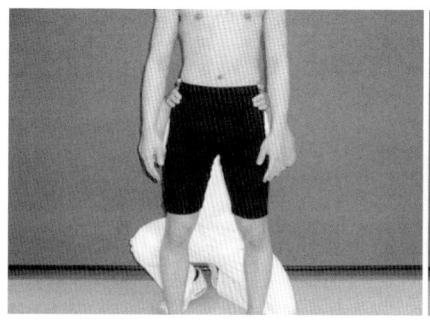

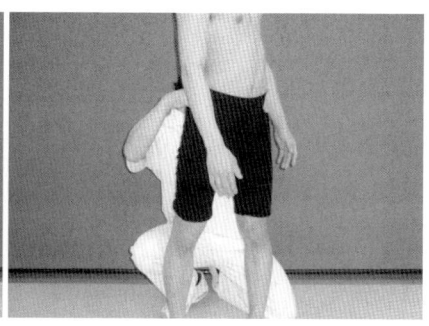

a. 右上前腸骨棘の皮膚を後外方：左へ右上前腸骨棘の皮膚を前内方へ誘導した状態（指の位置に注目）

b. その状態で骨盤を左に回旋した状態（動きが小さい）

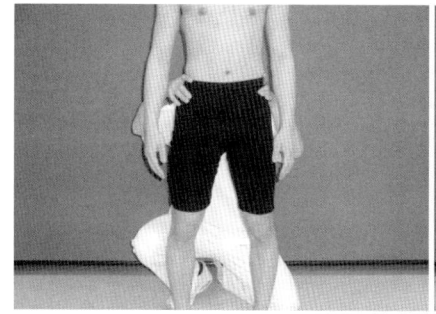

c. 右上前腸骨棘の皮膚を前内方：左上前腸骨棘の皮膚を後外方へ誘導した状態（指の位置に注目）

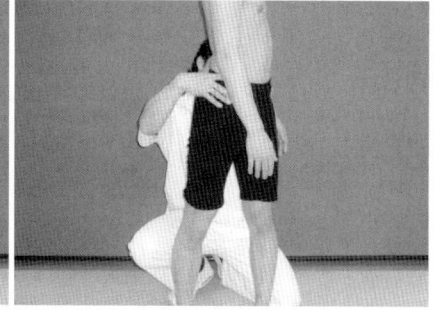

d. その状態で骨盤を左に回旋した状態（動きが大きい）

図 104　縫工筋の走行に沿って皮膚を上前腸骨棘から誘導した状態の違い示す

刺激やテーピングによりテニスやゴルフ，野球など，スポーツで股関節の回旋が重要な場合には有効である．

7　膝関節

膝関節屈曲可動域の改善方法

　膝関節屈曲の際には，膝窩部に皮膚が集まってくる．そのため，膝関節屈曲可動域の拡大のためには，膝窩部の皺を上下に伸張して皮膚を離す方向へ誘導する（図 105〜107）．また逆に，膝蓋骨下部の位置に皮膚が集まってくるため，膝蓋骨下部に皮膚を集める方向に誘導することでも膝関節は屈曲しやすくなる（図 108）．いずれも皮膚をこの位置で十数秒保持した後は，可動域に改善がみられる．

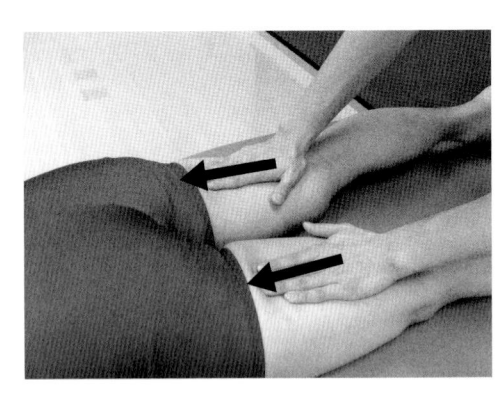

図 105　膝関節屈曲可動域の改善方法 ❶
大腿部後面の皮膚を上方へ誘導する

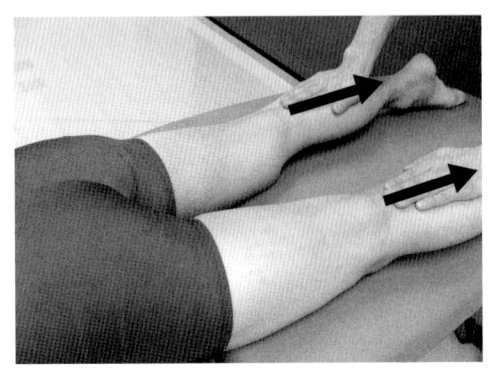

図 106　膝関節屈曲可動域の改善方法 ❷
下腿部後面の皮膚を下方へ誘導する

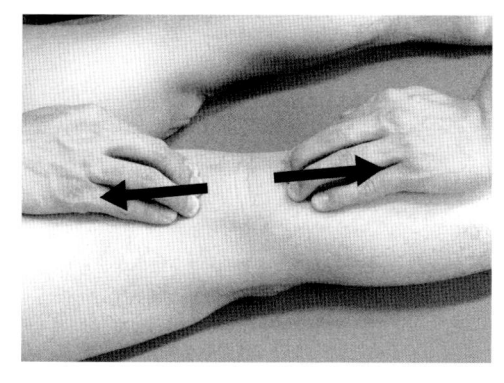

図107　膝関節屈曲可動域の改善方法 ❸
膝窩部の皺を離すように誘導する

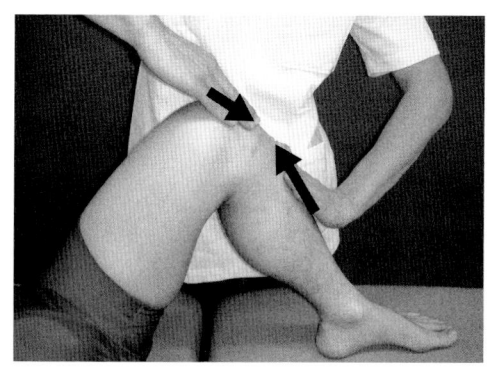

図108　膝関節屈曲可動域の改善方法 ❹
膝蓋骨下部へ皮膚を集めて屈曲を改善させる

● **膝関節伸展可動域の改善方法** ●

　膝関節伸展の際には，膝蓋骨下部に皮膚が集まってくる．そのため，膝関節伸展可動域の拡大のためには，膝蓋骨下部から皮膚を上下に伸張して離す方向へ誘導する（図109）．また逆に，膝窩部では伸展時に皮膚を伸張されるため，皮膚を集める方向に誘導することでも膝関節は伸展しやすくなる（図110）．

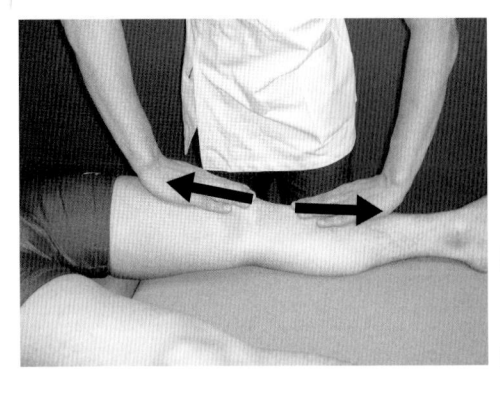

図 109　膝関節伸展可動域の改善方法 ❶
膝蓋骨下端部の皮膚を上下に離す方向へ伸張する

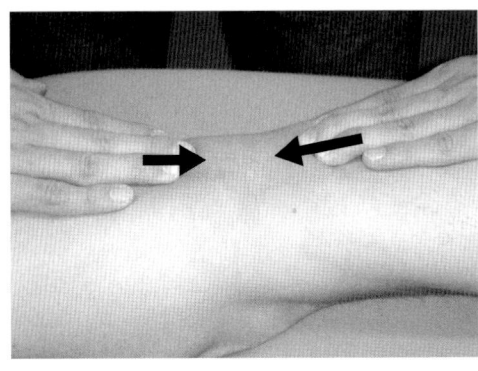

図 110　膝関節伸展可動域の改善方法 ❷
膝窩部へ大腿部および下腿部の皮膚を近づけて集めている

● **膝関節外旋可動域の改善方法** ●

　膝関節外旋の際には，脛骨側から腓骨側へ皮膚を誘導して緩め，反対方向の脛骨側の皮膚を伸張させる（**図 111**）．この部位の皮膚緊張線は，下腿前面では縦方向となっているので横方向，つまりは地面と平行な方向には動きやすい．したがって，脛骨粗面高位の皮膚を外旋させるように誘導する（**図 112**）．

第1節　関節運動の改善

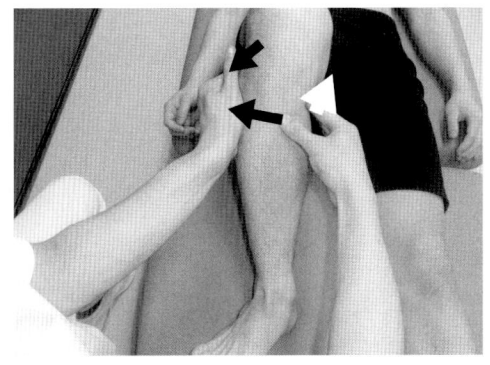

図 111　膝関節外旋可動域の改善方法 ❶

腓骨が移動する方向の皮膚を緩め，誘導する方向と反対方向の皮膚を伸張させる

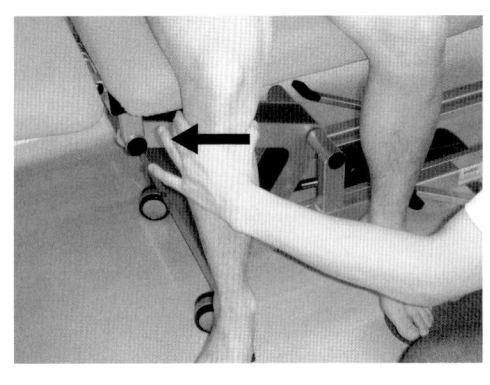

図 112　膝関節外旋可動域の改善方法 ❷

脛骨粗面高位の皮膚を外旋させる

● **膝関節内旋可動域の改善方法** ●

　膝関節内旋の際には，膝関節外旋とは逆方向の腓骨側から脛骨側へ皮膚を誘導し，反対方向の腓骨側の皮膚を伸張させる（図 113）．あるいは脛骨粗面高位の皮膚を内旋させる（図 114）．

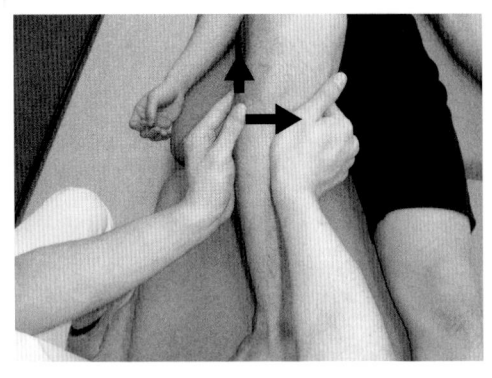

図113 膝関節内旋可動域の改善方法 ❶

膝関節内旋の際には，膝関節外旋とは逆方向の脛骨が移動する方向の皮膚を緩め，移動する方向と反対方向の皮膚を伸張させる

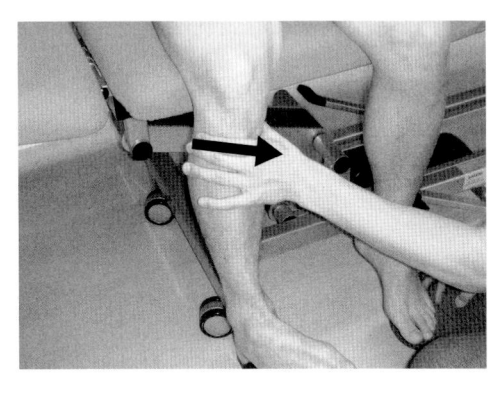

図114 膝関節内旋可動域の改善方法 ❷

脛骨粗面高位の皮膚を内旋させる

8 足部・足関節

● 足関節背屈可動域の改善方法 ●

　足関節背屈時に皺が観察できるのは足関節前面であるため，この部位から皮膚を離すように誘導する（図115）．同時にアキレス腱部に皮膚が集まるように誘導する（図116）．このアキレス腱部の皮膚の位置は底屈時に最も皮膚がより，皺をつくる位置である．このほか，下腿前面に皮膚を内側・外側から集めることでも足関節の背屈可動域は拡大する（図117）．

第1節　関節運動の改善　95

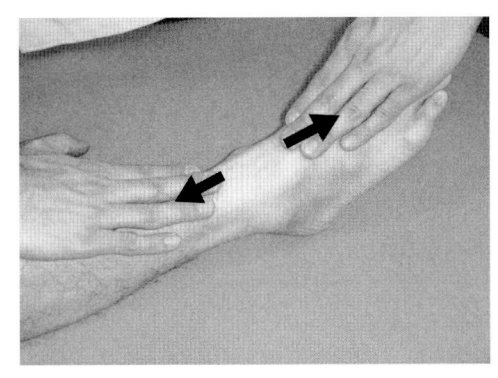

図 115　足関節背屈可動域の改善方法 ❶
　背屈可動域を大きくするためには，足関節前面からは皮膚を離すように誘導する

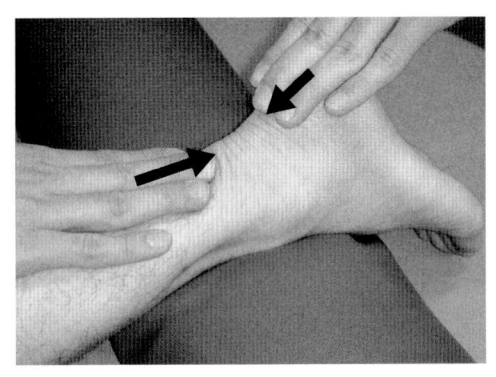

図 116　足関節背屈可動域の改善方法 ❷
　アキレス腱部に皮膚が集まるように誘導する

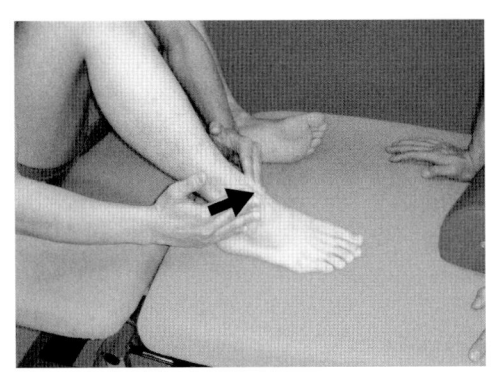

図 117　足関節背屈可動域の改善方法 ❸
　下腿前面に皮膚を内側・外側から集める

足関節底屈可動域の改善方法

底屈時に皺をつくる位置はアキレス腱部であり，伸張される部位は足関節前面である．底屈可動域を大きくするためには足関節前面に皮

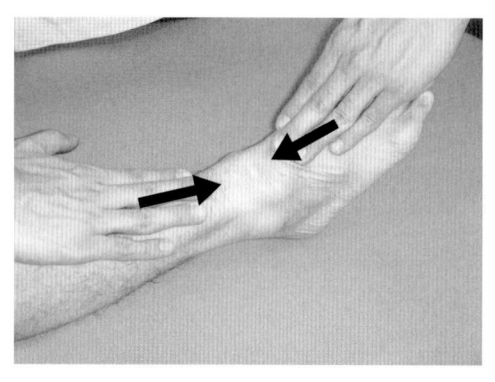

図 118　足関節底屈可動域の改善方法 ❶
底屈可動域を大きくするためには足関節前面に皮膚を集めるように誘導する

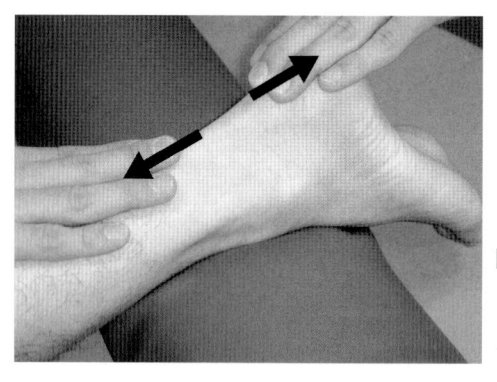

図 119　足関節底屈可動域の改善方法 ❷
アキレス腱部の皮膚を上下に引き離すように誘導する

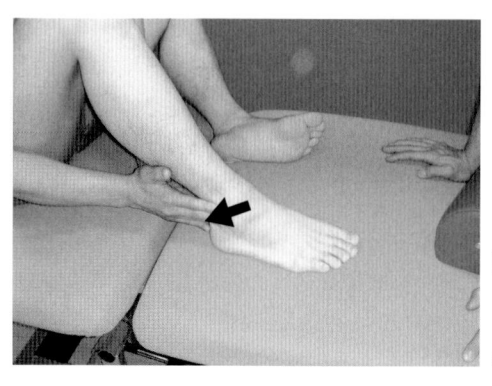

図 120　足関節底屈可動域の改善方法 ❸
下腿後面に皮膚を内側・外側から集める

膚を集めるように誘導する（図118）．同時にアキレス腱部の皮膚を上下に引き離すよう誘導する（図119）．このほか，下腿後面に皮膚を内側・外側から集めることでも足関節の底屈可動域は拡大する（図120）．

● 足関節回内可動域の改善方法 ●

足関節回内時に，もっとも皺が観察できるのは外果下方である．そのため，回内運動を大きくする場合には，この皺を離す方向へ伸張する（図121）．同時に内果下方に皮膚を集めるようにする（図122）．

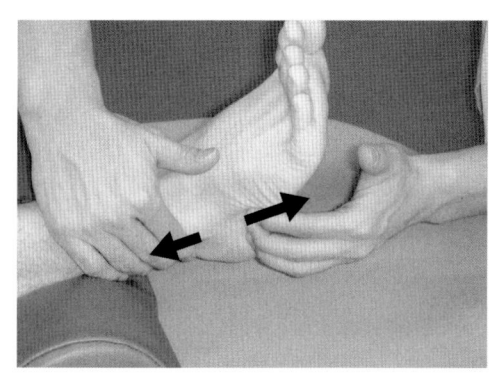

図121 足関節回内可動域の改善方法❶
足関節回内時に，もっとも皺が観察できるのは外果下方である．回内運動を大きくする場合には，この部位を伸張する

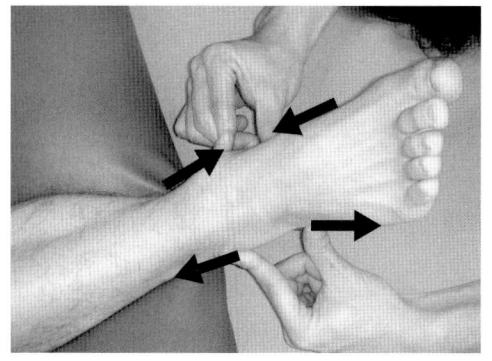

図122 足関節回内可動域の改善方法❷
外果下方の皮膚を伸張し，内果下方の皮膚を集める

足関節回外可動域の改善方法

足関節回外時に，もっとも皺が観察できるのは内果下方である．そのため，回外運動を大きくする場合には，この皺を離す方向へ伸張する（図 123）．同時に外果下方へ皮膚を集めるようにする（図 124）．

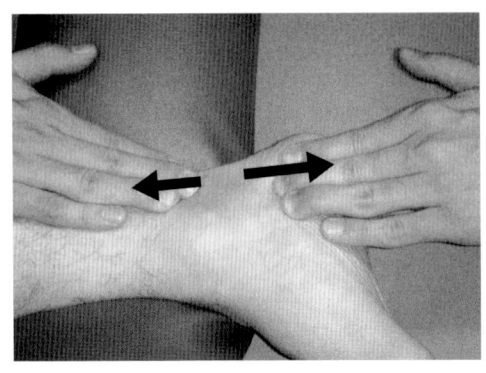

図 123　足関節回外可動域の改善方法❶
足関節回外時に，もっとも皺が観察できるのは内果下方である．回外運動を大きくする場合には，この部位を伸張する

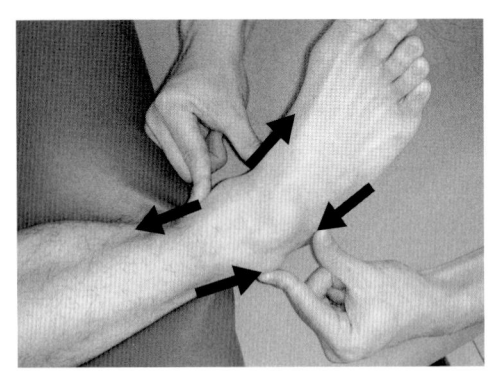

図 124　足関節回外可動域の改善方法❷
外果下方の皮膚を集め，内果下方の皮膚を伸張する

● **足関節外転可動域の改善方法** ●

足部外転可動域を改善するためには，下腿部遠位の皮膚を外旋方向へ誘導する（図125）．

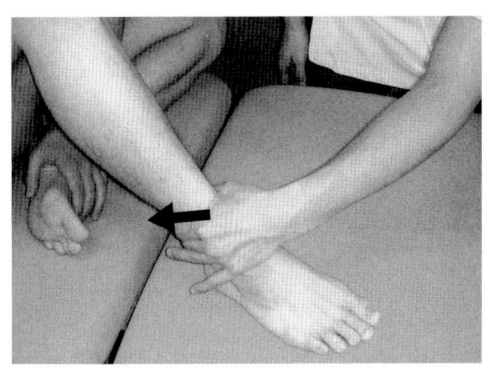

図125　足部外転可動域の改善方法
　下腿部遠位の皮膚を外旋方向へ誘導する

● **足関節内転可動域の改善方法** ●

足部内転可動域を改善させるためには，下腿部遠位の皮膚を内旋方向に誘導する（図126）．

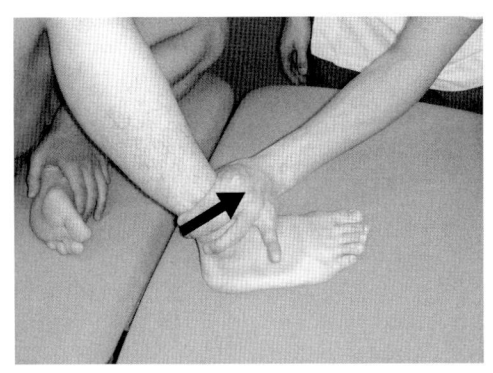

図126　足部内転可動域の改善方法
　下腿遠位部の皮膚を内旋方向へ誘導する

9 下肢関節間での皮膚運動の方向について

図127〜131に隣接関節との皮膚運動の関係を示す．股関節屈曲の際に，大腿部前面の皮膚は膝方向へ移動する．また膝関節屈曲では，大腿部前面の皮膚は膝蓋骨下部方向へ移動するため，股関節屈曲および膝関節屈曲が同時に起こる場合には，この大腿部前面の皮膚の動きは強調される．大腿部後面の皮膚は，股関節屈曲によって股関節方向へ，膝関節屈曲でも股関節方向への皮膚の移動

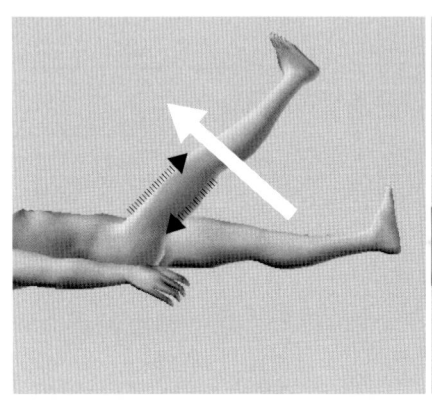

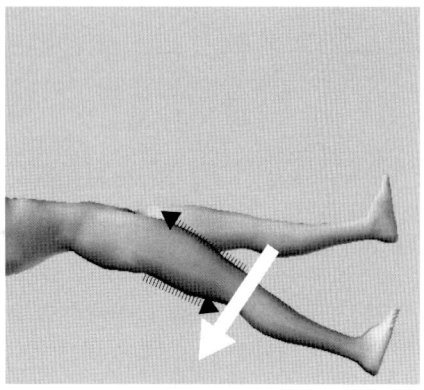

a. 股関節屈曲　　　　　　　　　b. 股関節伸展
図127　股関節屈曲・伸展時の皮膚運動

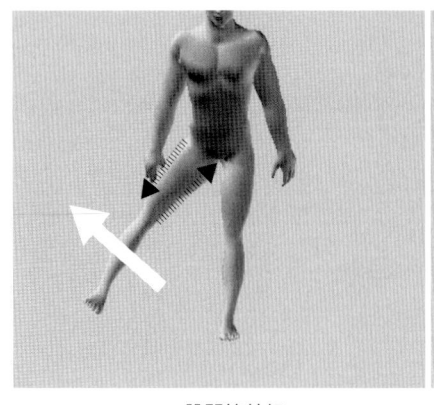

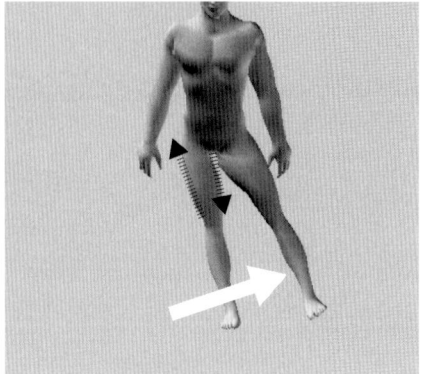

a. 股関節外転　　　　　　　　　b. 股関節内転
図128　股関節内転・外転時の皮膚運動

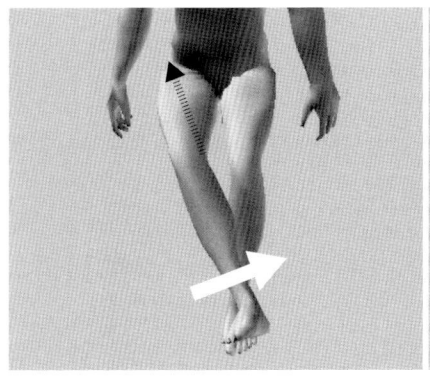

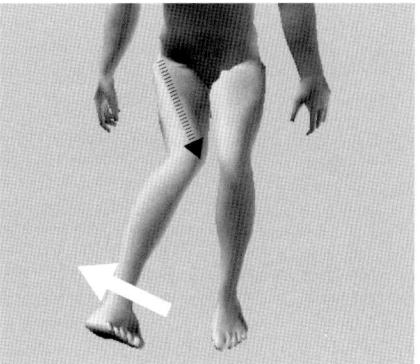

第 1 節　関節運動の改善

a. 股関節外旋　　　　　　　　b. 股関節内旋
図 129　股関節内旋・外旋時の皮膚運動

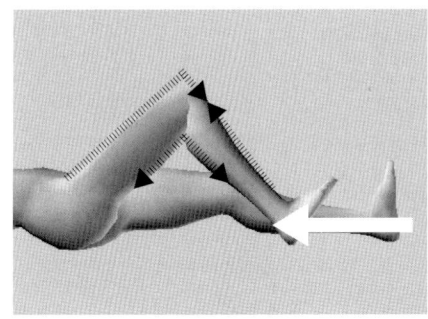

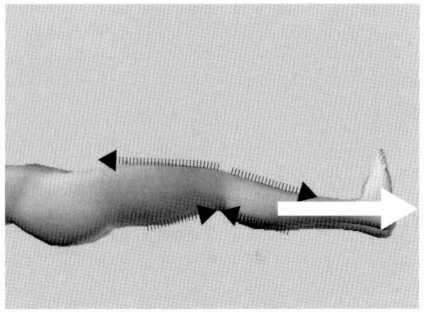

a. 膝関節屈曲　　　　　　　　b. 膝関節伸展
図 130　膝関節屈曲・伸展時の皮膚運動

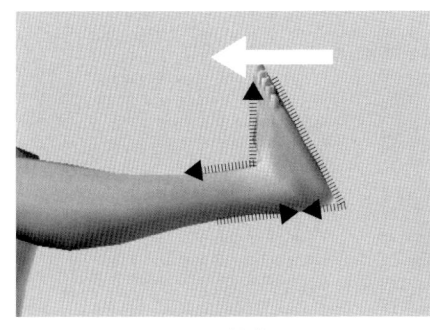

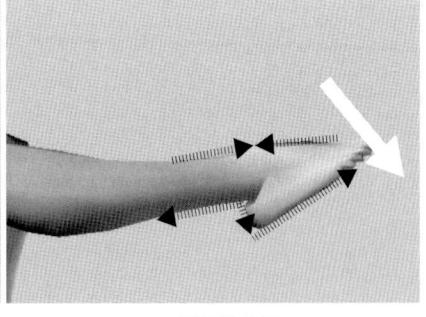

a. 足関節背屈　　　　　　　　b. 足関節底屈
図 131　足関節底屈・背屈時の皮膚運動

が生じる．足関節背屈によっては，下腿部前面の皮膚は上方へ移動する．膝関節屈曲でも同様に，下腿部前面の皮膚は膝蓋骨下部方向へ移動する．そのため，足関節背屈と膝関節屈曲が同時に生じる場合には，下腿部前面の皮膚の動きも強調される．また，足関節背屈および膝関節屈曲では下腿部後面の皮膚の下方移動が前述と同様に生じる．したがって，スクワット動作のように股関節屈曲，膝関節屈曲，足関節背屈が同時に生じる場合には，下肢前後で図132のような皮膚運動が生じると考えられる．スクワット時には，膝関節と股関節が同じ高さになるまでは骨盤後傾，体幹屈曲を伴わないのが理想である（図133）がフルスクワット時には骨盤後傾，脊柱屈曲を伴うため，脊柱には図134の動きが含まれるのではないかと考えられる．

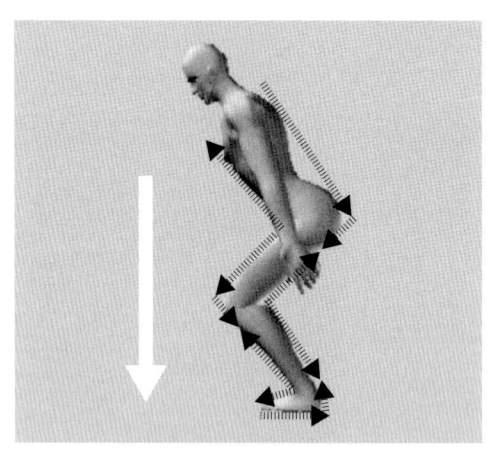

図132 スクワット時の体幹および下肢の皮膚の運動方向（下方に運動する際のもの）

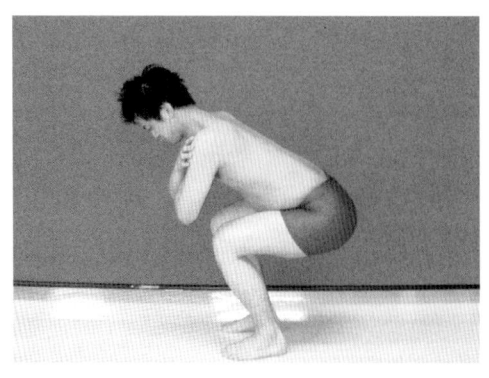

図133 スクワット時の皮膚運動
　膝関節と股関節が同じ高さになるまでは骨盤後傾，体幹屈曲を伴わないのが理想である

膝関節が伸展位を保持している場合，骨盤前傾・後傾などの運動の際には下肢全体の皮膚の誘導は下肢全体を回る図135に示す方向になると考えられる．大腿部，下腿部とも下肢前面・後面では，皮膚は上下に誘導するが足底面でもその方向への皮膚刺激は体幹の前屈・後屈運動を助長する．図136は体幹の最大前屈時の場合である．この場合は通常生じる動きに加え，腰椎ではさらに上方への動きが加わる．また足底部においては，実際に小さい移動が生じているのか，あるいは下肢前後の皮膚の誘導を捉えた反射的要素なのか，今後検討を要する点である．この体幹前屈方向は，膝関節伸展での股関節屈曲運動であ

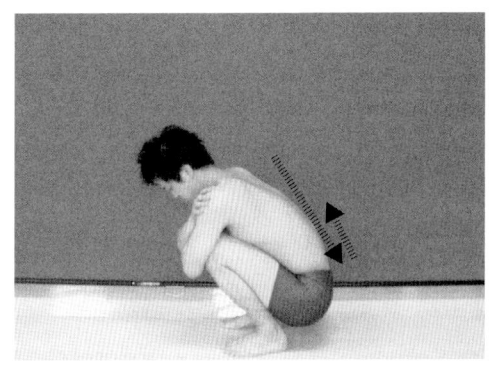

図134 フルスクワット時の皮膚運動
股関節位置が膝関節位置より低い位置になると，必ず骨盤は後傾し脊柱屈曲を伴う．通常生じる皮膚運動と腰椎部に逆の動きが加わる

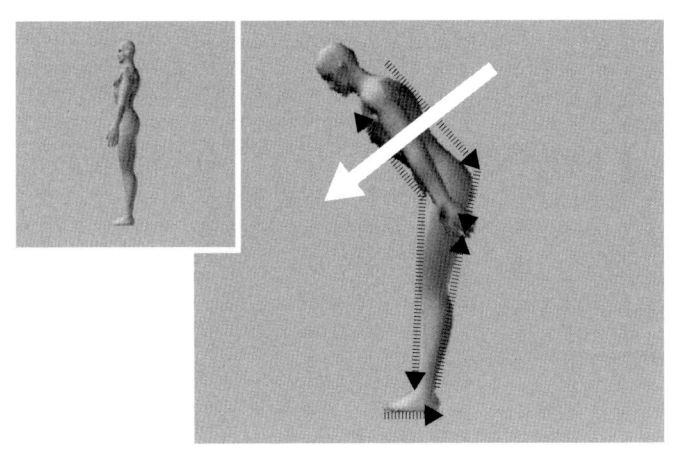

図135 体幹前屈時の皮膚運動
屈曲する関節が股関節だけで行われた場合の動き

るため,背臥位で下肢伸張挙上検査(SLR:straight leg raiging)を施行する場合も同様である.例えば,テーピングを足尖から踵方向へ貼付(図137)して

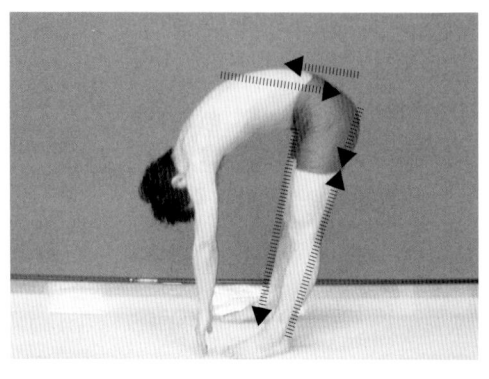

図136 体幹最大前屈時の皮膚運動
通常生じる動きに加え,腰椎では上方への動きが加わる

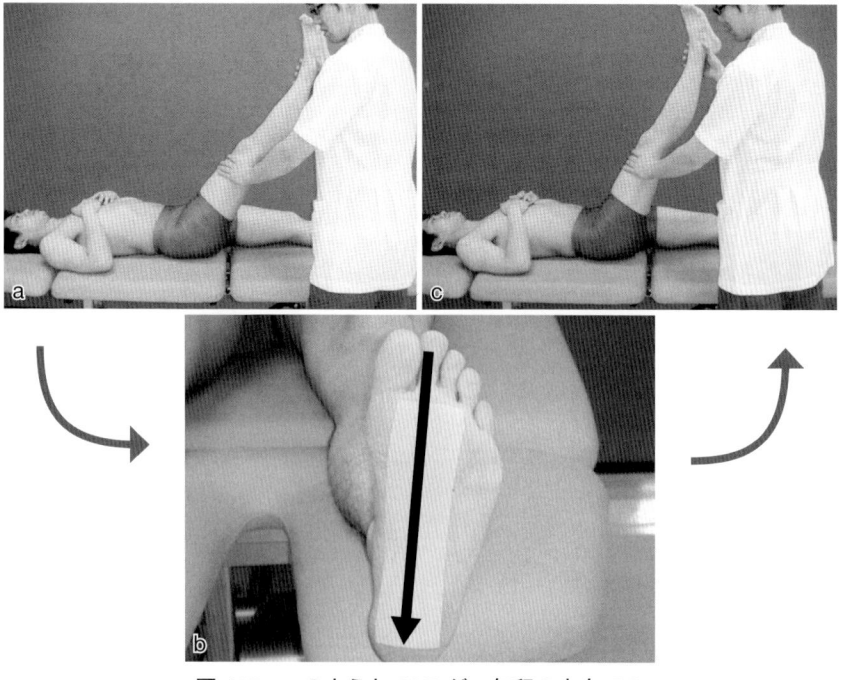

図137 aのようなSLRが,矢印の方向でのテーピング(b)で可動性が大きくなる(c)

もSLRが拡大するし，さらに皮膚に対して下肢前後で前述の方向へ刺激を与えても同様の結果となる．逆にこのテーピングを踵から足尖方向へ貼付すると小さくなる．前述の理論的背景は，今後検討の余地が多分にあるが臨床的には利用可能である．体幹を後屈する動作では，下肢に生じる皮膚の移動方向が図138のようになるため，大腿部前面，下腿部前面には上方向の，大腿部後面，下腿部後面には下方向の皮膚の誘導で後屈運動が大きくなる．股関節伸展制限がある場合では，通常行われる体幹後屈は腰椎伸展を伴うため腰部では下方向への移動が生じると考えられる（図139）．

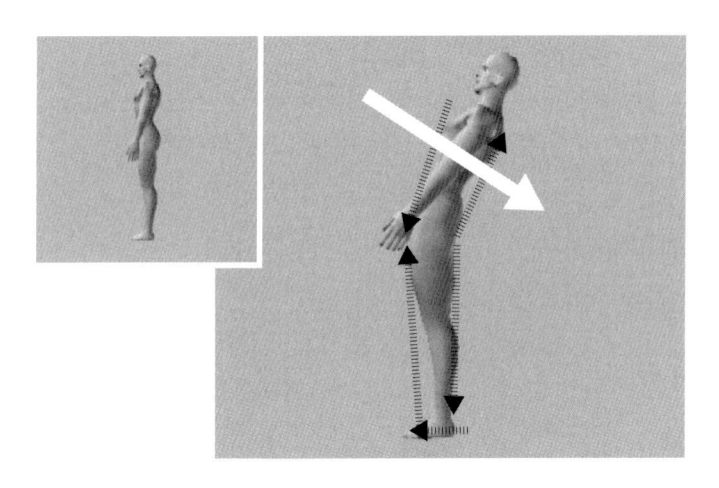

図138 体幹後屈時の皮膚運動
伸展する関節が股関節だけで行われた場合の動き

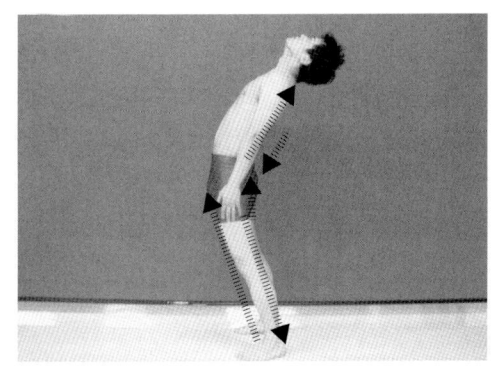

図139 体幹最大後屈時の皮膚運動
体幹後屈時には腰椎伸展が伴うことが多いため，腰部では下方向への移動が生じると考えられる

このように下肢関節間の皮膚運動の方向については，動作中の皮膚触知によっても左右差は評価できる．例えば，スクワット時の下肢関節の左右差および関節間の相補関係は，その時に生じている皮膚運動からも評価可能である．

10 頸部

頸部屈曲可動域の改善方法

頸部の中でも頸椎上部屈曲が十分に生じていない症例は多い（図140）．頸椎上部伸展位と頸椎下部屈曲位が同時に生じて，頭位前方位を形成してしまうことが多い．頸部屈曲時の運動としては，頸椎上部屈曲を下位より早く生じさせることが必要となる．そのためには，

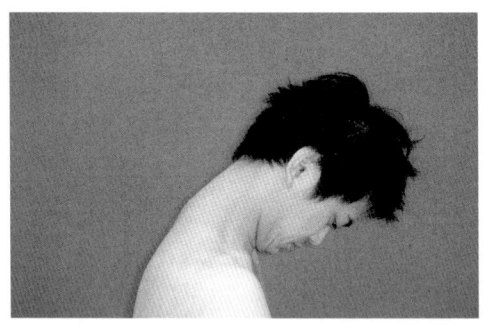

図140　頸部屈曲
頸椎後面の皮膚のシルエットに着目する

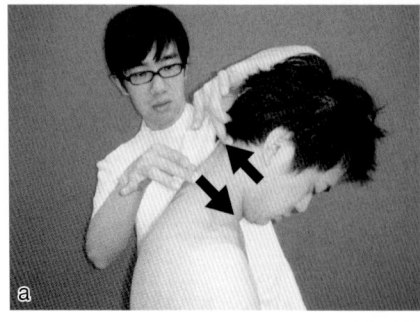

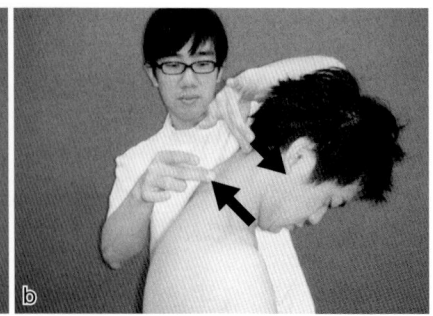

図141　頸部屈曲可動域の改善方法
図のように頸椎上部の皮膚を頸椎棘突起方向へ集め，頸椎下部で皮膚を頸椎棘突起から離すと頸椎上部の動きが大きくなる．図bのようにその逆を行うと頸椎下部の動きが大きくなってしまう

外後頭隆起よりやや下の部位の皮膚を左右より頸椎棘突起方向に集めるのが有効である．同時に，屈曲可動域の大きい頸椎下部の皮膚を，左右に広げる方向に誘導することで動きを抑制することができる（図141）．また下顎骨下部の皮膚を後方誘導させ，頸椎後面で頸椎棘突起に近づけるようにする方法も有効である．

● 頸部伸展可動域の改善方法 ●

頸部伸展時に頸椎下部の動きを大きくしたい場合は，前述の頸部屈曲と同様に下顎骨下部から頸椎上部後面の皮膚を頸椎棘突起方向に誘導し，頸椎下部の皮膚を左右に広げる方法を用いることができる（図142）．

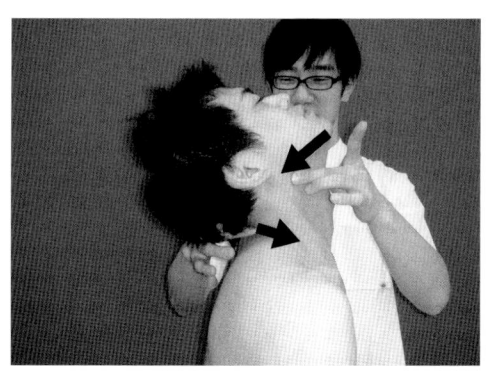

図142　頸椎下部伸展可動域の改善方法
頸部伸展時に頸椎下部の動きを大きくしたい場合は，下顎骨下部から頸椎上部後面の皮膚を頸椎棘突起方向に誘導し，頸椎下部の皮膚を左右に広げる

● 頸部側屈可動域の改善方法 ●

頸部側屈制限に対しては，側屈制限のある部位の外側の皮膚を集めるように誘導する．またその際，胸郭上の皮膚の動きの関連性を評価することが重要である．例えば左側屈制限がある場合，胸郭の右側面上の皮膚が上方向へ移動制限が生じていることが多い（図143）．よって，胸郭に対するアプローチが有効となるが，体幹全体のアラメントを観察するとそのことがよくわかる．

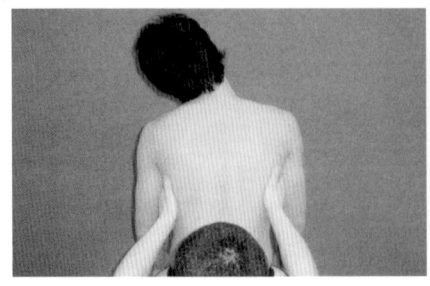

a. 右手を上方向，左手を下方向へ誘導すると頸部左側屈が増大する

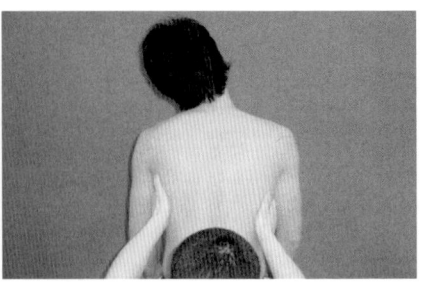

b. 右手を下方向，左手を上方向へ誘導すると頸部左側屈が減少する

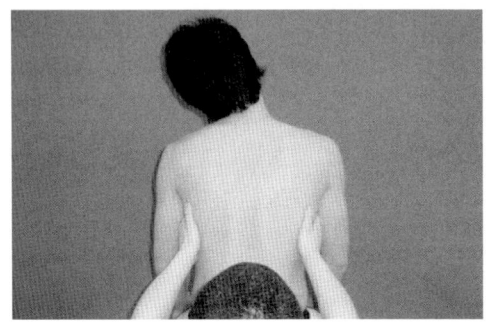

c. 胸郭上の皮膚に手を置き，左下方と右上方の制限がある皮膚の部位を評価する

図143 頸部側屈時の頸部と体幹の皮膚運動の関係

頸部側屈が側屈側の胸郭の皮膚の下方移動および反対側の体幹の皮膚の上方移動制限から生じていることが多い

頸部回旋可動域の改善方法

　頸部回旋時には，身体前面で正中線から左右で対称的に誘導する．例えば頸部左回旋の可動域が小さく（図144），その可動域を改善させる場合には，顔面左側の皮膚は上外側方向へ，顔面右側の皮膚は下内側方向へ誘導する（図145〜147）．また，身体後面では左側の皮膚は下内側方向，右側の皮膚は上外側方向へ誘導する．前述の頸部側屈と同様に，胸郭の皮膚の運動制限が影響していることが多く，胸郭の皮膚の回旋可動域を評価することが重要である（図148）．

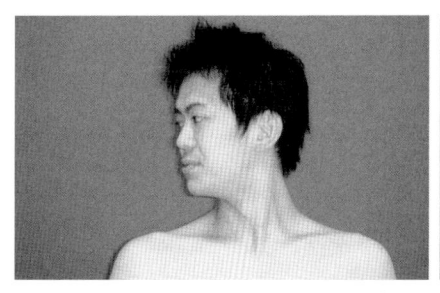

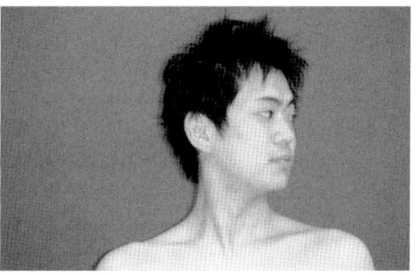

第1節 関節運動の改善　*109*

図 144　左回旋が小さい場合

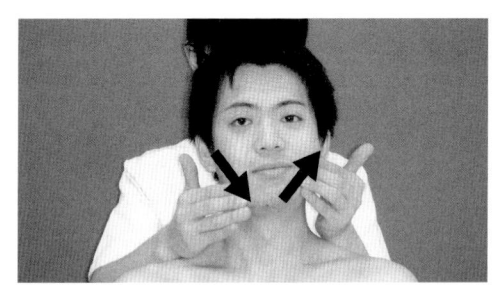

図 145　頸部左回旋可動域の改善方法 ❶
　顔面左側の皮膚は上外側方向へ，顔面右側の皮膚は下内側方向へ誘導する

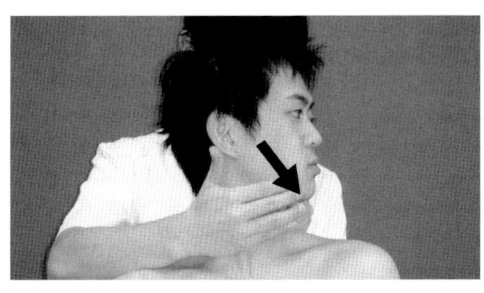

図 146　頸部左回旋可動域の改善方法 ❷
　図 145 の状態から左回旋自動運動を行ってもらう

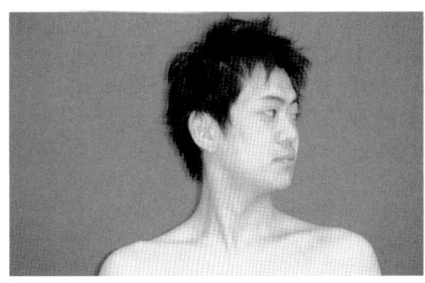

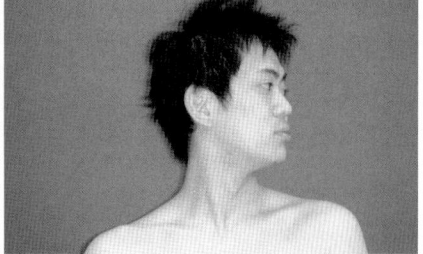

a．皮膚の誘導前　　　　　　　　　　b．皮膚の誘導後

図 147　頸部左回旋可動域の改善前（a）と改善後（b）の状態

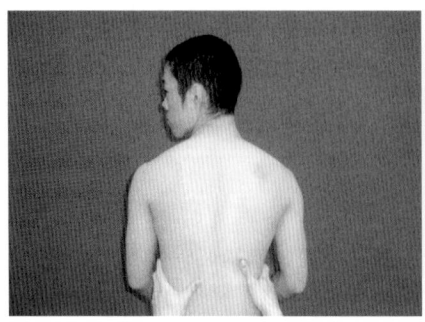

a. 右手で胸郭右側の皮膚を前傾方向へ，左手で胸郭左側の皮膚を後傾方向へ誘導すると頸部左回旋が増大する

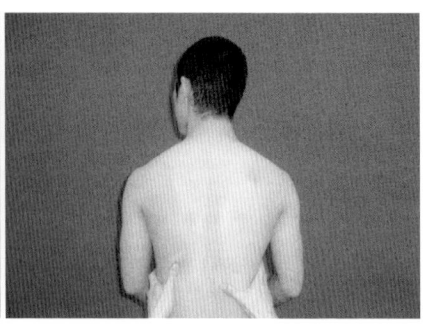

b. 右手で胸郭右側の皮膚を後傾方向へ，左手で胸郭左側の皮膚を前傾方向へ誘導すると頸部左回旋が減少する

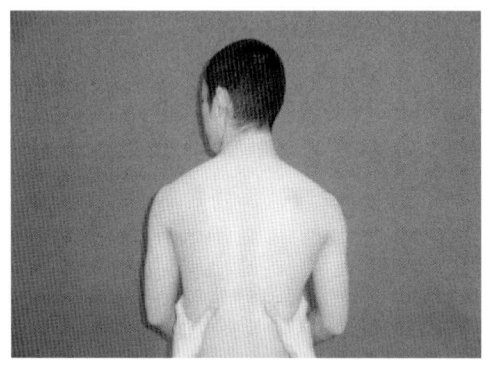

c. 胸郭上の皮膚に手を置き，胸郭の形状を評価し，この部位で胸郭左側の肋骨の前傾，胸郭右側の肋骨の後傾を評価する

図 148　頸部回旋時の頸部と体幹の皮膚運動の関係

頸部回旋運動は胸郭上の皮膚の動きの制限から生じていることも多い

11　体　幹

● 体幹の特徴 ●

　筆者は体幹を便宜上，上部と下部に分類している．その理由として体幹の運動は，胸腔，腹腔の境界であり，胸棘筋，後鋸筋の対称的位置，胸横筋走行の集約する部位が，ちょうどその境界と合致するとい

うこともあるが，最も重要視しているのは座位の質量中心であり，立位での上半身質量中心であるからである[9]（図149，150）．そのため体幹については上部と下部について分ける必要があると考えている．この上下の運動の相補的関係は，さまざまなところで観察ができる．最も典型的な例としては，胸椎後弯および腰椎前弯を伴った例である．脊柱全体の屈曲時には，主として胸椎で運動が生じ，腰椎では小さい動きしか起こらない．また伸展の際には，逆に胸椎では動きが小さく，主に腰椎で伸展運動する．このような場合，腰部の皮膚は腹部方向に移動してしまい，動きにくい状態になっている．逆に腹部では膨隆した状態となっていることが多い．回旋時の相補的関係としては，例えば投球，打撃，その他の手で道具を持って行う競技での体幹上部の過剰回旋と体幹下部の回旋制限の組み合わせがよくみられる．興味深い

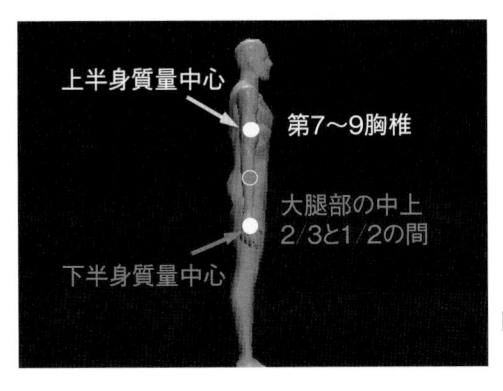

図149 上半身質量中心と下半身質量中心（文献1）より引用）

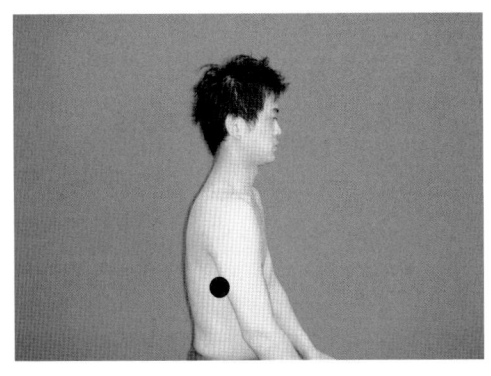

図150 上半身質量中心位置（第7～9胸椎高位）

のは皮膚の動きについてもそのようになっていることである．また，下肢の回旋制限と体幹の下部回旋過剰運動との運動連鎖も観察される．

動きやすい部位と動きにくい部位の関係は，非常に興味深い．例えば，全体の動きを止めてしまっていると思われる部位（動きにくい部位）に対して治療により動きやすくなった場合，その部位だけではなく全体の動きが変化するということである．すなわち，動きやすい部位と動きにくい部位は相互に関係があると考えられる．

● **体幹屈曲可動域の改善方法** ●

体幹屈曲では，弯曲の度合いを曲率半径の違いから評価する．体幹上部では，肩甲骨間が体幹屈曲の可動性に制限を有していることが多い（図 151）．屈曲角度の小さい（曲率半径の大きい）部位は，脊柱方向への皮膚の他動的な可動性に乏しいことが多い．屈曲可動性が大きい部位と比較すると，肩甲骨間部位の皮膚は胸椎棘突起方向へ移動しにくくなっている（図 152）．また体幹屈曲時，体幹前面で皺が観察される部位の反対側（背部）では皮膚の伸張性が低下していることが多いため，屈曲角度が小さい部位の皮膚は他動的に伸張することも必要である．よって，体幹屈曲可動域を改善させるためには，まず胸椎棘突起の左右の皮膚を外側に誘導させ，そのまま胸骨方向へ誘導するように水平面上で伸張（図 153）する方法や，上下に矢状面上で伸張（図 154）する方法により，その伸張性を確保する．他動的な伸張

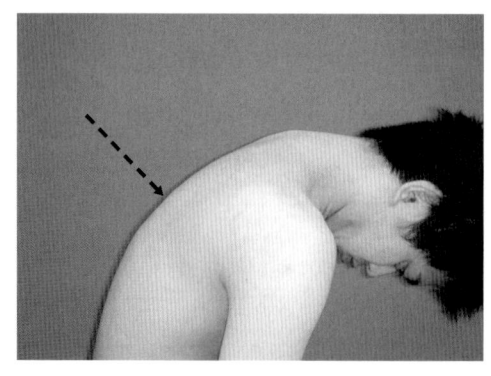

図 151　体幹屈曲時の曲率半径の違い
　肩甲骨間は屈曲可動性に制限を有していることが多い

運動は，あくまでも準備状態をつくるために行い，実際の運動時の誘導はまったく反対方向に弛緩させる．つまり，この背部の皮膚を弛緩

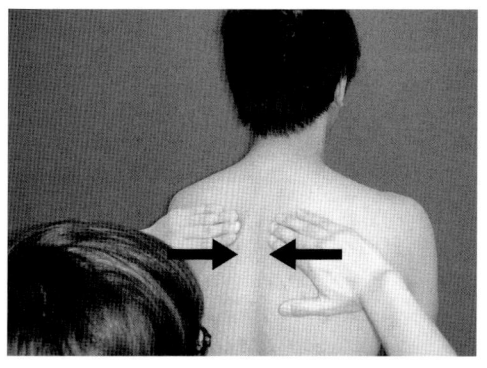

図 152 体幹屈曲時に弯曲の小さい部位は皮膚が棘突起方向へ移動しにくい

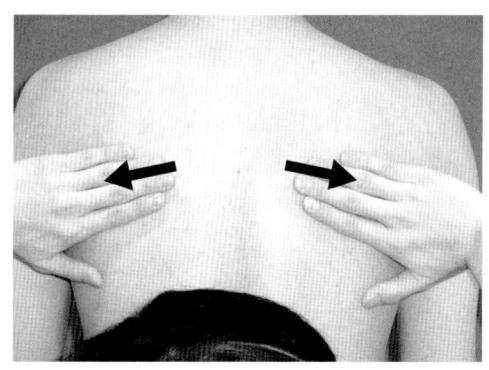

図 153 体幹上部屈曲に必要な皮膚の伸張性 ❶
　棘突起の左右の皮膚を外側に誘導し，そのまま胸骨方向へ移動させる

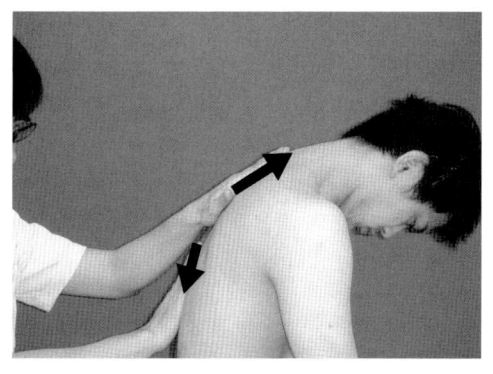

図 154 体幹上部屈曲に必要な皮膚の伸張性 ❷
　可動性の小さい部位を上下に伸張している

させることが重要であり，体幹上部を屈曲する場合には胸椎棘突起方向に皮膚を誘導する（図155, 156）．また，体幹前面においては胸

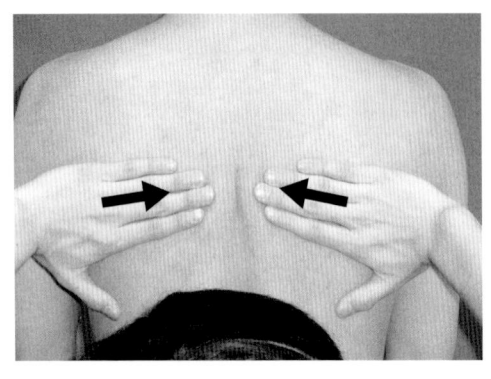

図 155 体幹上部屈曲可動域の改善方法 ❶
屈曲可動性の小さい部位の皮膚を胸椎棘突起方向へ集めた状態で患者に屈曲運動をしてもらう

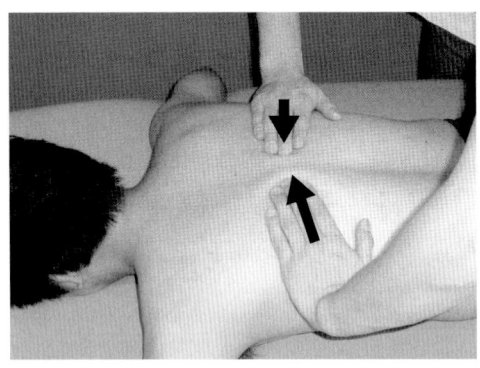

図 156 体幹上部屈曲可動域の改善方法 ❷
胸椎棘突起方向へ弛緩させたままで深呼吸を繰り返す

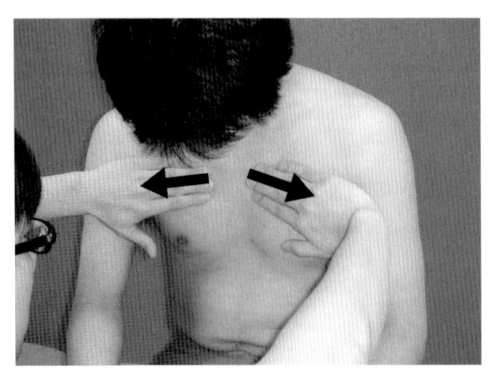

図 157 体幹上部屈曲可動域の改善方法 ❸
胸骨の皮膚を外側へ誘導して胸椎棘突起方向へ集め，患者に屈曲運動をしてもらう

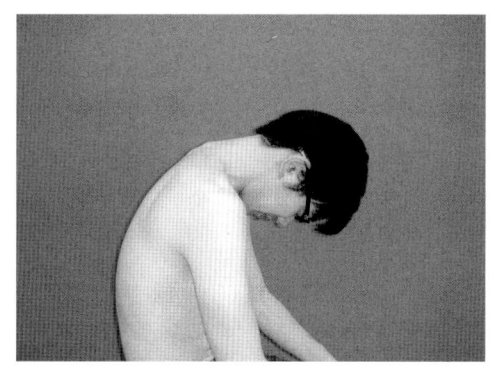

図 158　体幹屈曲時の大きさは椎間ごとに異なる

骨から外側に皮膚を誘導する（図 157）．これらの誘導は患者の屈曲運動や呼気に合わせて行う．注意すべきことは，椎間の動きやすさをそれぞれ評価したうえで（図 158）治療を行うことである．

体幹伸展可動域の改善方法

　通常，体幹上部は姿勢の悪化とともに屈曲していく傾向が強いため，伸展方向に誘導が必要な場合が多い．長期間にわたる胸椎後弯がある場合には，他動的に体幹前面を伸張する他動的誘導が必要となる（図159）．すなわち，体幹後面で胸椎棘突起方向へ皮膚を誘導する．この際，誘導に抵抗がある部位について特に大きく誘導することが重要である．ちなみに広背筋，前鋸筋上部にある皮膚が内側に誘導しない

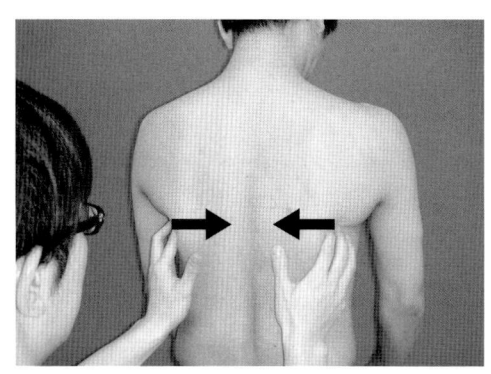

図 159　体幹伸展に必要な皮膚の伸張性 ❶
　長期にわたる胸椎後弯例では体幹前面の皮膚の伸張性が低下しているため，他動的に体幹前面を伸張する他動的誘導が必要となる

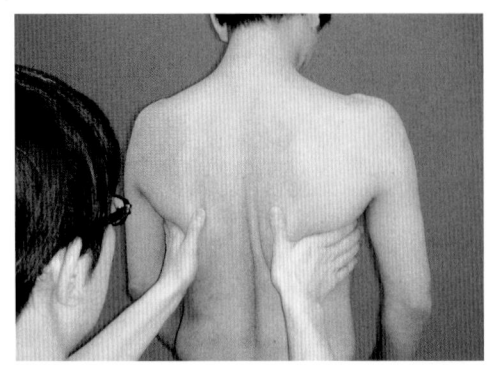

図 160　体幹伸展に必要な皮膚の伸張性 ❷
　上半身質量中心の高位に位置する広背筋あるいは前鋸筋の上部に位置する皮膚が後方に移動しない例が多い

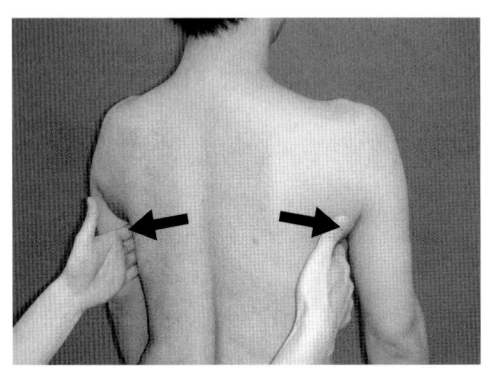

図 161　体幹伸展可動域の改善方法
　体幹上部の皮膚を前方に誘導したまま患者に体幹部を伸展してもらう

場合が多い（図 160）．十分に他動的移動が生じるようになった後，体幹前面においては，外側から胸骨方向へ脊柱起立筋を収縮してもらいながら皮膚を誘導する（図 161）．例えば，座位において剣状突起を前方に移動させながら体幹伸展を行う．

● 体幹側屈可動域の改善方法 ●

　体幹側屈は純粋に前額面上で起こるというよりは，回旋運動と同時に生じる．また，肋骨は回旋時に回旋側後傾と反対側前傾という動きの特徴があるため，肋骨の触診と同時に行うと効率的である．体幹側屈時の身体のアウトラインを観察し，前屈時同様，側屈の小さい（曲率半径の大きい）部位の皮膚の動きが小さくなっていることを評価する（図 162）．そして，体幹側屈を大きくしたい部位に対して他動的

に皮膚を伸張させるように誘導する．前述のように，これは補助的に用いる．自動運動の際には皮膚を外側へ誘導し（図163），小さくし

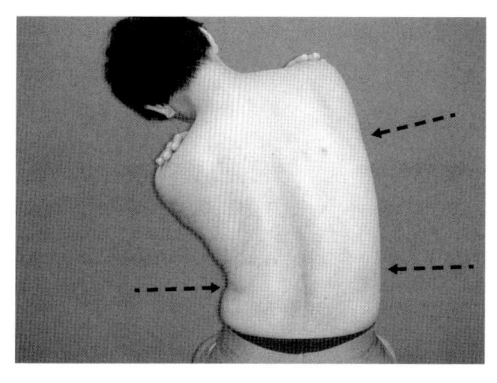

図162 体幹側屈時の評価
皺の確認と曲率半径の確認を行う

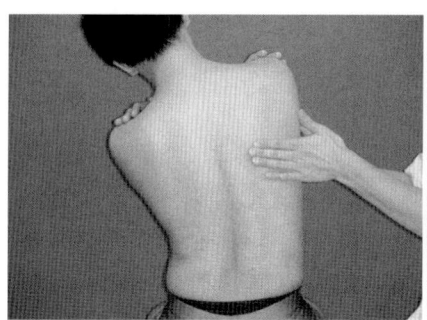

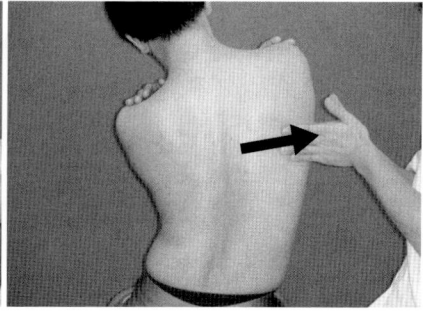

図163 体幹側屈を大きくしたい部位に対して皮膚を外側に誘導し，患者にも体幹側屈を行ってもらう

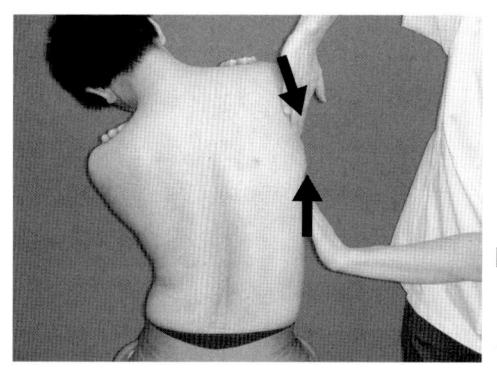

図164 体幹左側屈可動域の改善方法 ❶
伸張しにくい部位を弛緩させた状態で患者に体幹側屈を行ってもらう

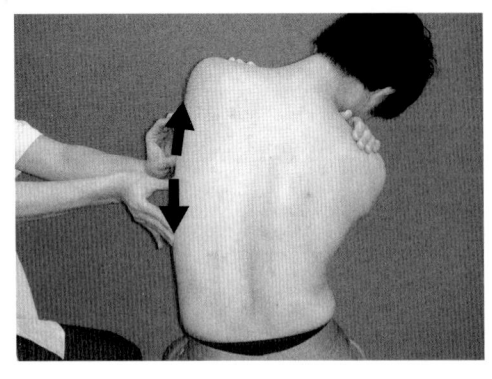

図 165　体幹左側屈可動域の改善方法 ❷
反対側の他動的伸張を行い，この位置から患者に体幹左側屈を行ってもらう

たい部位では内側へ誘導する．例えば体幹左側屈の可動域拡大の際には，側屈部より体幹上部の右側に位置する皮膚は下方へ，逆に体幹上部の左側に位置する皮膚は上方へ誘導する．図 162 のおける皮膚の動きの小さい部位の動きを大きくする場合には，同部位の皮膚を集めて弛緩させ，患者自身に自動側屈運動を行ってもらう（図 164）．また，体幹反対側の他動的伸張によって皮膚を伸張させる（図 165）．

● **体幹回旋可動域の改善方法** ●

体幹が右に回旋する場合には，体幹前面において左側の皮膚は下内側方向へ，右側の皮膚は上外側方向へ移動する（図 166）．また，後面では左側の皮膚は下外側方向へ，右側の皮膚は上内側方向へ移動す

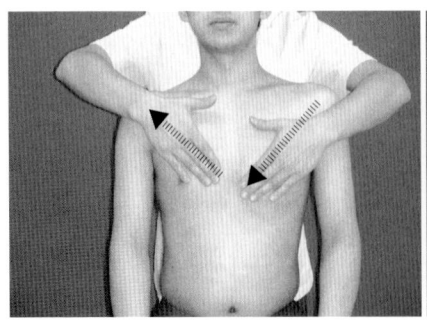

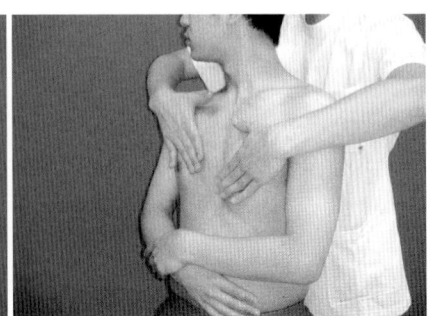

図 166　体幹右回旋時の皮膚の動き ❶ 前面

る（図167）．したがって，体幹右回旋の可動性を改善したい場合には，この方向へ誘導する．例えば座位で右回旋する場合には，左寛骨前傾と右寛骨後傾が生じやすくなる（図168）．この動きは皮膚も同様で，体幹回旋時の皮膚の動きは骨盤より上部については同じ方向に生じる．体幹上部においても左肋骨の前傾と右肋骨の後傾が同時に生じる[2]．その肋骨の動きの生じる方向に皮膚を誘導することで体幹の運動は改善される（図169）．

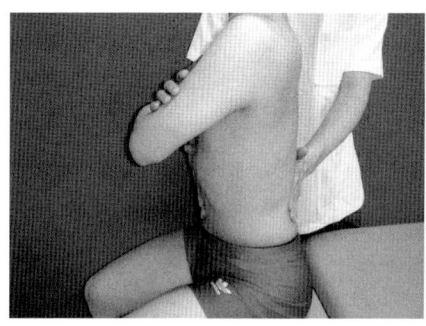

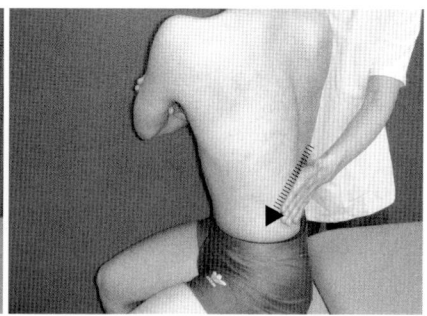

図167　体幹右回旋時の皮膚の動き❷ 後面

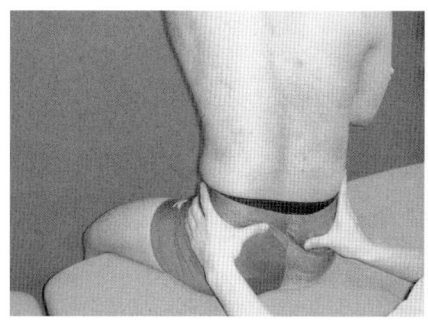

a. この位置で骨盤上の皮膚を右寛骨後傾，左寛骨前傾となるように操作すると体幹右回旋が大きくなる

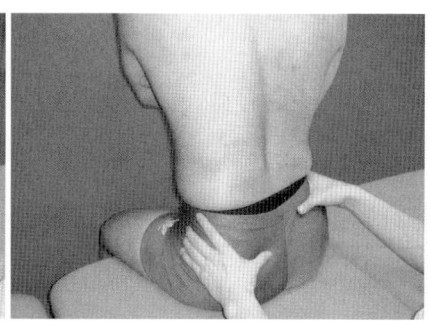

b. 骨盤上の皮膚を右寛骨前傾，左寛骨後傾となるように操作すると体幹右回旋が生じにくい

図168　体幹右回旋時の骨盤周囲の皮膚の動き
a, bとも被験者に右回旋を要求している

a. 肋骨上の皮膚を右後傾，左前傾となるように操作すると体幹上部の右回旋が起こりやすい

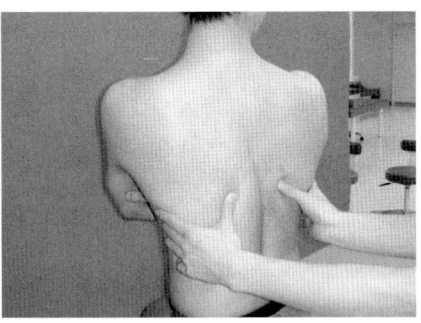

b. 肋骨上の皮膚を右前傾，左後傾となるように操作すると体幹上部の右回旋が生じにくい

図169　骨盤と同様に同一高位の肋骨周囲の皮膚を移動させた時の体幹上部の右回旋の大きさの違い
　a, bとも被験者に右回旋を要求している

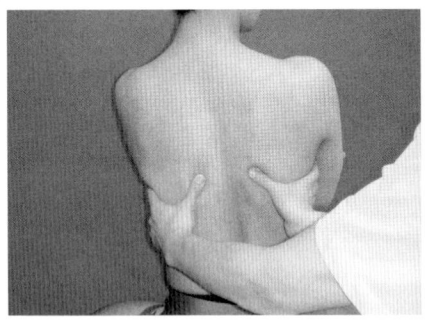

12　姿勢や運動への応用

呼吸運動の改善方法

　特に吸気時の胸郭の拡張制限の部位については，皮膚を弛緩させることで対応できる可能性がある．したがって，前後左右とも胸郭の拡張制限の部位の皮膚を弛緩させて吸気を大きくする（図170）．また，胸骨上の皮膚を下方へ誘導することでも吸気が大きくなる（図171）．

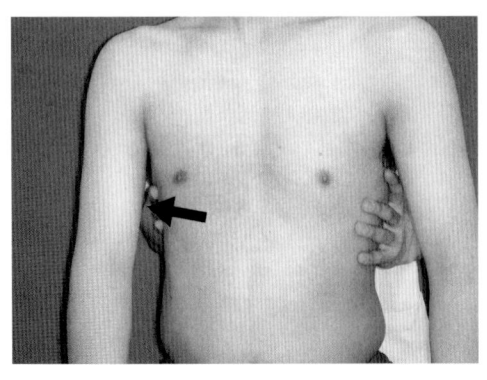

図170　吸気を大きくする皮膚の誘導❶
　拡張時に制限のある部位について皮膚を弛緩させる

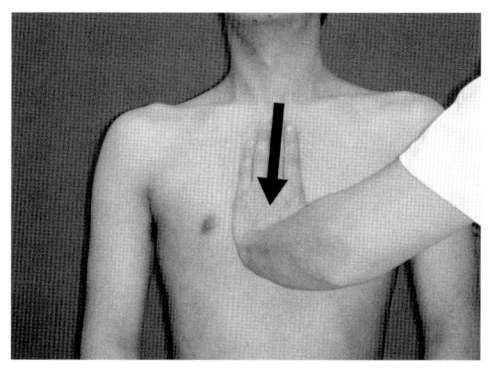

図171　吸気を大きくする皮膚の誘導❷
胸骨上の皮膚を下方へ誘導する

● **骨盤前傾の改善方法** ●

　骨盤前傾を促したい場合には下肢に対しては，前面が下方，後面が上方の誘導が必要となる．また，足裏に関しては指尖から踵方向へ誘導する（図172）．腰椎前弯を重ねて促したい場合には，後面では下肢から上方への誘導が骨盤までとなり，その上部は腰椎からは骨盤まで下方へ誘導する．前面では骨盤から上部は上方，下部は下方へ誘導する．また，体幹においては皮膚緊張線に沿って刺激を加える方法がよい．その際，テーピングを施すことで体幹前屈に変化が観察できる．図173～176は肩甲帯と腰部に屈曲しにくい部位が判明したため，そ

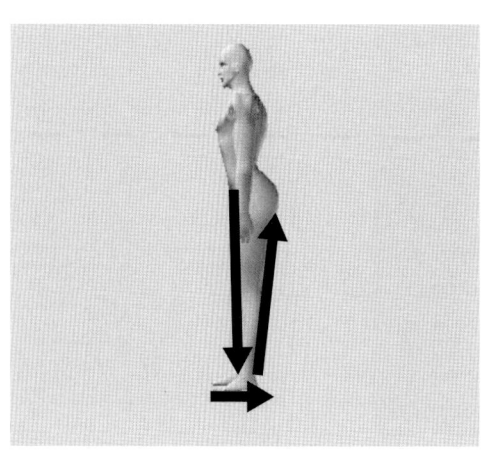

図172　骨盤前傾と皮膚運動

の部位に棘突起方向への皮膚の誘導とテーピングを施した場合の変化である.このように,例えば体幹前屈をより大きくさせるためには最

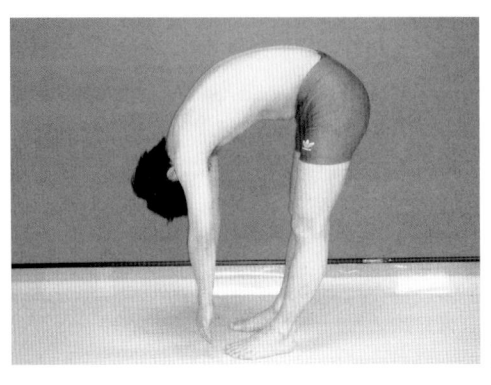

図173 体幹前屈（治療前の状態）

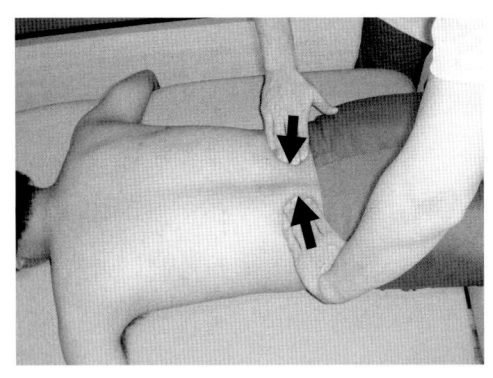

図174 腰部の皮膚に対して,外側から内側方向へ誘導刺激を行っている状態

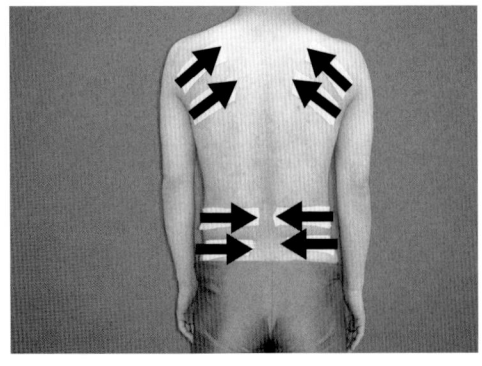

図175 体幹屈曲しにくい部位に対して行ったテーピング

テーピングをする際には体幹前屈位の状態で行う.また,テーピングを貼付する方向は,すべて外側から内側方向へとする

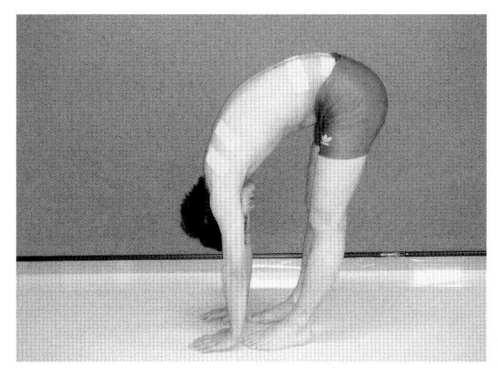

図176　テーピング後の体幹前屈

も伸びにくい部位を弛緩させた状態で皮膚の可動性をつくることが必要である．この刺激方向は上下にもあるが，左右に広げるほうが大きい．これは皮膚緊張線の影響であると考えられる．そのため，もともと動きやすい皮膚緊張線間を動かすよりも，皮膚緊張線方向を刺激するほうが大きく動く．

● **骨盤後傾の改善方法** ●

骨盤後傾を促したい場合には，下肢に対しては前面が上方，後面が下方の誘導が必要となり，また足裏に関しては踵から指尖方向に行う

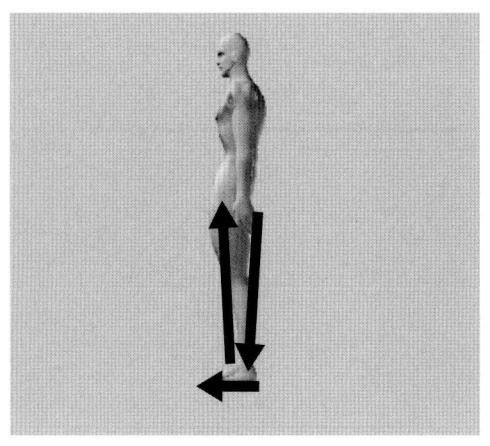

図177　骨盤後傾と皮膚運動

(図 177). ちなみにテーピングなどで，その方向への誘導を行うこともできる．腰椎後弯を重ねて促したい場合には，腰椎の前面から骨盤までを下方へ，後面では骨盤から腰椎までを上方へ誘導する．

● **骨盤の左右傾斜の改善方法** ●

例えば，右腸骨が低位であるため高位にする場合を考える．この場合，左右下肢で反対方向への誘導が必要になる．左下肢では外側が下方へ，左足裏は外側から内側方向へ，左下肢内側は上方へ，右下肢内側は下方へ，右足裏は内側から外側へ，右下肢外側は上方へ誘導する（図 178）．腰椎左側屈を重ねて促したい場合には，右下肢外側から腰

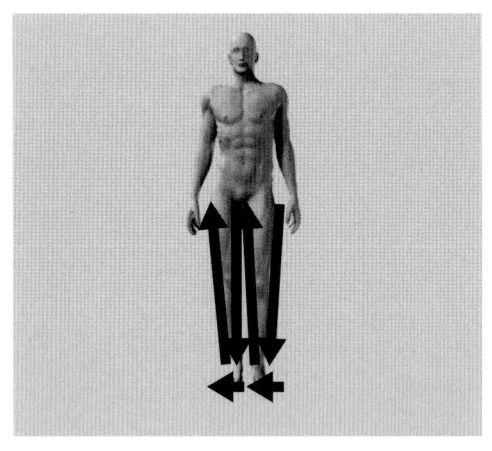

図 178　右腸骨高位方向への皮膚の誘導方向

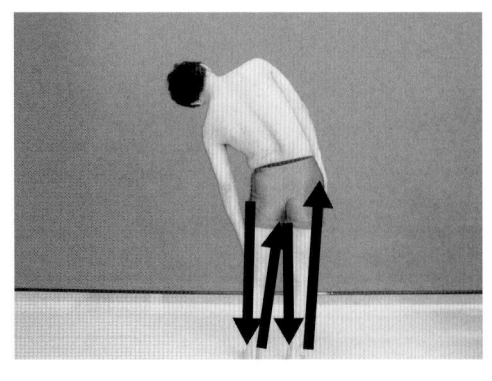

図 179　体幹左側屈時に起こる下肢の皮膚運動

椎までは上方へ，腰椎左側から左下肢外側へかけて下方への誘導が有効である．なお，股関節内転・外転の項も参照していただきたい．ちなみに，体幹左側屈時に起こる下肢の皮膚運動も同様である（図179）．

● **骨盤の前後移動の改善方法** ●

通常，骨盤を前方に誘導する運動は股関節と脊椎（特に腰椎）で生じる伸展運動の組み合わせと考えられるが，ここでは股関節のみで生じるとして脊椎の動きは前述の「骨盤の前傾・後傾」に譲る．骨盤前方移動では，股関節伸展のため下肢前面が上方へ，下肢後面が下方へ皮膚が誘導される．足関節背屈と同時に生じるため，皮膚運動は足関節前面から下の足部では足関節から指尖，指尖から足裏方向，そしてアキレス腱部までとなり，アキレス腱部に集まる（図180）．骨盤後方移動では，股関節屈曲運動により下肢前面が下方へ，下肢後面が上方へ皮膚が誘導される．足関節底屈と同時に起こるため，足関節背屈とは逆の動きとなり，皮膚は足関節前面に集まり，アキレス腱部から離れる方向となる（図181）．

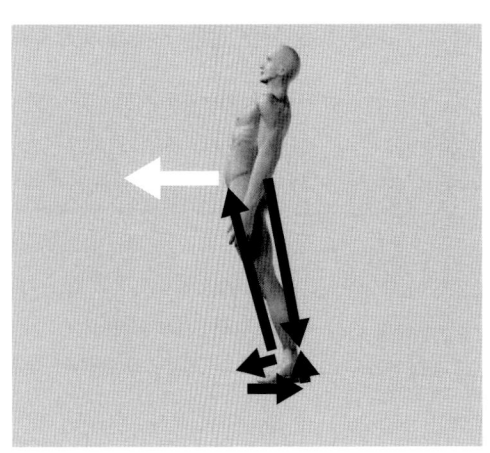

図180　**骨盤前方移動の皮膚運動**

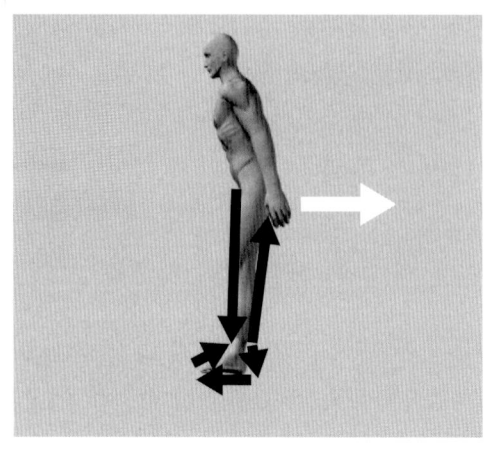

図 181　骨盤後方移動の皮膚運動

● **骨盤の左右移動の改善方法** ●

　骨盤の前後移動と同様，左右移動が主として股関節で生じ，それに伴い足部の回内・回外が生じている場合を考える（図 182）．骨盤右移動を例にすると，左股関節外転と右股関節内転の組み合わせとなるため，右大転子上の皮膚を弛緩させて大転子上に集めるようにし，左大転子上の皮膚を伸張させて大転子から離れるようにする．また下肢では，前述の「骨盤の左右傾斜」で述べた下肢の動きと同様の皮膚の

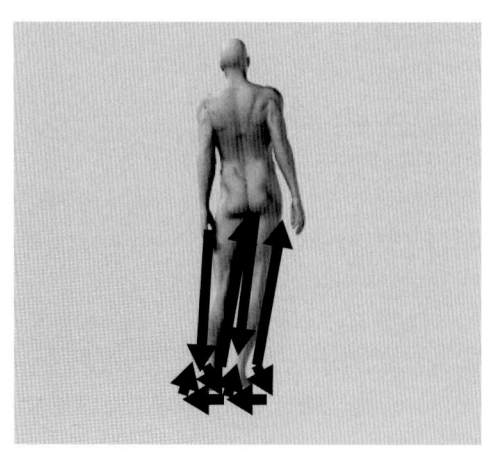

図 182　骨盤右移動の皮膚運動
　左右移動が主として股関節で生じ，それに伴い右足部の回内，左足部の回外が生じている場合

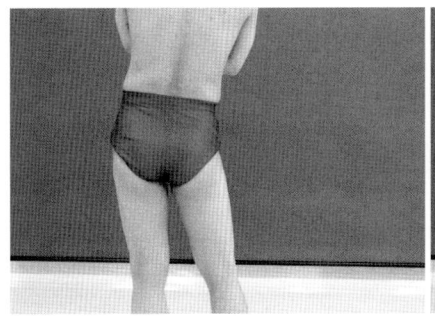

a. 左移動 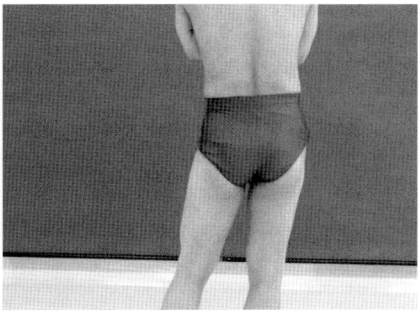 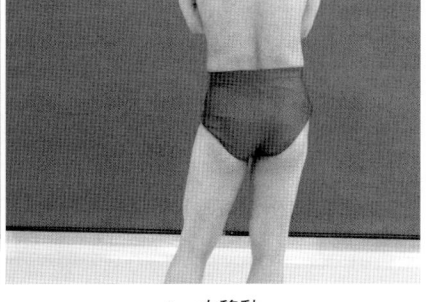 b. 右移動

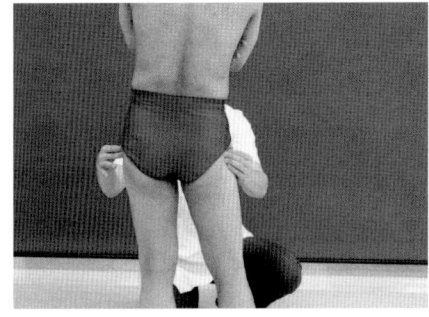

c. 右大転子上の皮膚を弛緩させて大転子上に集めるようにし，左大転子上の皮膚を伸張させて大転子から離れるようにした結果，左移動が小さくなった

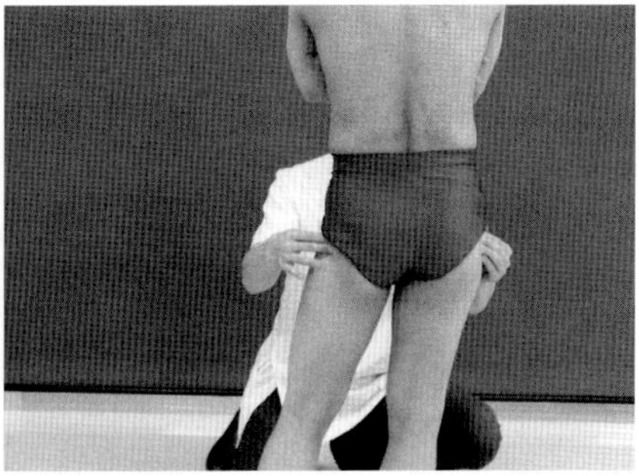

d. c と同じ操作をすると右移動が大きくなった

図 183 骨盤の左右移動（骨盤右移動を大きくする場合）

誘導を行うことで，下半身は大きく右に移動しやすくなる（図 183）．

骨盤の上下移動（スクワット）および骨盤回旋の改善方法

スクワット時の皮膚の動きについては前述したが，要点を再度述べる．スクワット動作で骨盤下方移動する際には，股関節屈曲，膝関節屈曲，足関節背屈を伴うことを考慮すると股関節周囲では皮膚は鼠径部から離れ，殿溝に集まる．膝関節周囲では皮膚は膝蓋骨下部に集まり，膝窩部から離れる方向となる．また足関節周囲では皮膚は足関節前面から離れアキレス腱部に集まる．

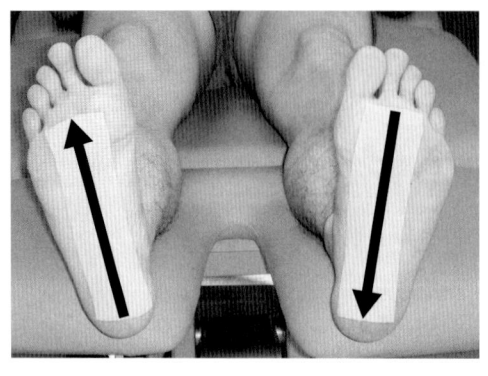

図 184　骨盤左側が後方に位置する状態を正中化するテーピング

左足裏の皮膚を前から後ろ方向へ，右足裏の皮膚を後ろから前方向へ誘導する

　骨盤回旋に関しては，例えば骨盤右側前，左側後という空間上の骨盤の左回旋位（足部に対して）について説明する．骨盤の左回旋位では，左膝が右膝と比較して後方にあれば，骨盤から大腿部が動かされていると考えられ，また足圧中心は左足では後外側，右では前内側に移動する．この状態は右腸骨前傾，左腸骨後傾を伴う．この状態を正中位に変化させるためには，前述の「骨盤前傾・後傾」の誘導を用いることができるが，足裏だけでも誘導できる．左足裏に足尖から踵方向へ，右足裏に踵から足尖方向へ誘導する刺激を皮膚に与える．あるいはテーピングを貼付する（図 184）．テーピング後のスクワット動作では骨盤回旋が正中化される．実際には，骨盤の左回旋位でも左膝が前方にあるような場合には，足部から膝関節が動かされている連鎖の影響が大きいため，足部に対するアプローチが有効となる．

立位安定化

　片脚立位でのトレンデレンブルグ徴候では，立脚側の股関節内転位が大きくなっている状態である．この状態は左右どちらかの骨盤が挙上位であり，また左右どちらかに移動している．そのため，例えば右骨盤が高いか，右に移動している場合には，右足裏を外側から内側方向へ誘導刺激やテーピングを行うと有効であり，これによりトレンデレンブルグ徴候も軽減したり消失する（図 185）．あるいは右下肢外側を下方へ，右下肢内側を上方へ，誘導刺激やテーピングを行うのも

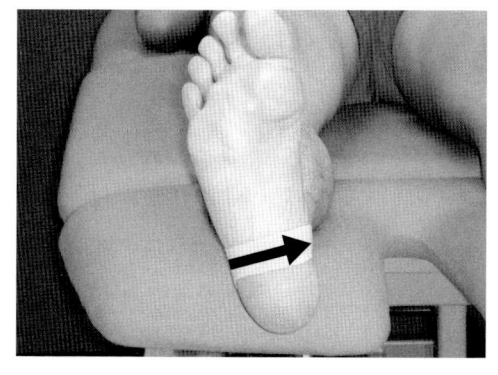

第1節　関節運動の改善　129

図185　骨盤右側が挙上位か右に移動している状態を正中化するテーピング
　右足裏を外側から内側方向へ誘導する

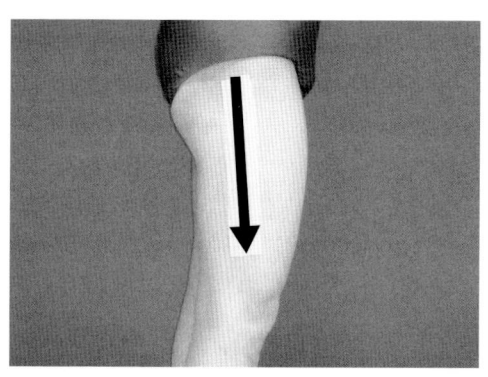

図186　下肢外側のテーピング
　大転子より下部から下方へテーピングを貼付する．立脚が安定化し，骨盤の側方移動が軽減する

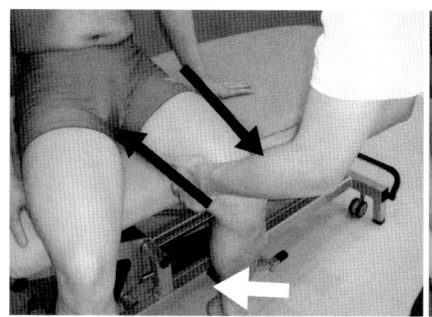

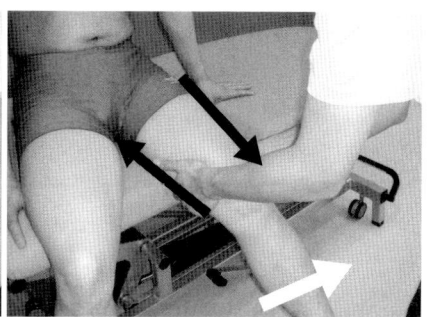

a．膝関節屈曲　　　　　　　　　　　b．膝関節伸展

図187　左立脚時にトレンデレンブルグ徴候がある場合，大腿部外側の皮膚を下方へ，大腿部内側の皮膚を上方へ誘導した状態で，膝関節屈曲・伸展運動を行ってもらう

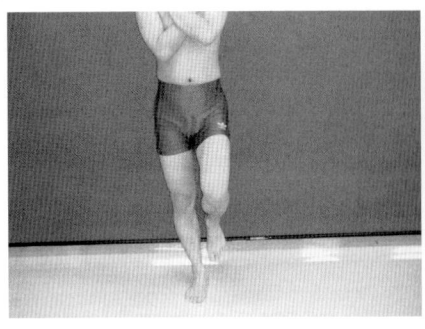

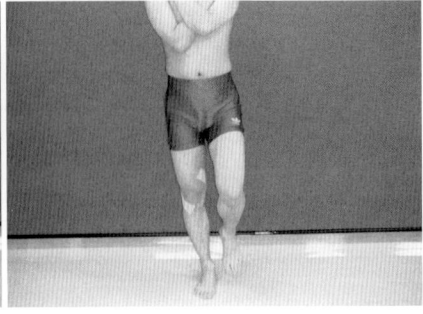

図188 立脚側の右大腿部を内旋方向へ，立脚側の膝関節を外旋方向へテーピングで誘導することにより遊脚側骨盤は挙上する

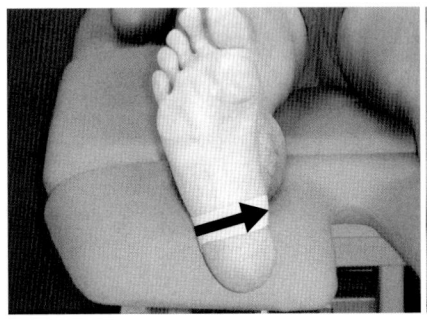

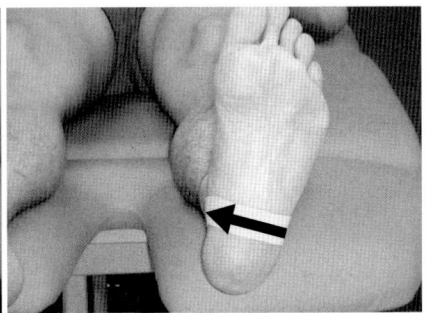

a. テーピング前　　　　b. テーピング後

図189 立位安定化のテーピング
両足裏ともに外側から内側方向へ誘導する．このテーピングだけでも体幹前屈・後屈運動が大きくなりやすい

a. 右足底　　　　b. 左足底

有効である（図186）．このほかに座位で，大腿部外側の皮膚を下方へ，大腿部内側の皮膚を上方へ誘導させたまま，患者に膝関節屈曲・伸展を行ってもらう方法も有効である．なおこの間，手は軽く誘導したまま動かさないようにする．この刺激後には前述と同様にトレンデレンブルグ徴候も軽減する（図187）．トレンデレンブルグ徴候のように遊脚側の骨盤が下制することを抑制するためには，立脚側の大腿部を内旋方向へ誘導することも有効である（図188）．以上のような下肢外側から下方へ，足裏外側から内側へ，下肢内側の上方への誘導は，

骨盤外側移動と挙上を制限することから，両側に行った場合には立位そのものが正中化し，また体幹前屈・後屈をはじめとする可動性も大きくなる（**図 189**）．

文　献

1) 福井　勉：力学的平衡理論・力学的平衡訓練．山嵜　勉（編）：整形外科理学療法の理論と技術．メジカルビュー社, 1997, pp172-201
2) Diane L：The Thorax. Orthopedic Physical Therapy, Whiterock, 2003, pp41-57

第2節　症例紹介

1　第4〜5腰椎分離症を有する右人工膝関節全置換術後

症例紹介

　81歳，女性．以前より認められた右膝関節痛が2009年7月ごろより特因なく増悪し，整形外科を受診後，変形性膝関節症と診断された．同年9月末に人工膝関節全置換術を施行した．手術の結果，右膝関節痛は消失するも，以前よりみられた第4〜5腰椎分離症による腰痛，および右下肢に第4腰椎〜第1仙椎領域の放散痛・しびれが残存していたことからリハビリ継続となった．

アプローチ

　右下肢荷重時に骨盤の左傾斜および右前外側方向への移動が認められ，右中殿筋の機能低下と，その代償として大腿筋膜張筋の過活動と考えられた．この骨盤前方への過剰な運動が腰椎における剪断力を増加させ，症状を引き起こしていると考え，この点に対し骨盤後方化（図181）および骨盤右移動のアプローチを行った．結果として，右側への重心移動について，前額面上での対応が可能となり，また立位姿勢に関しても矢状面における骨盤の前方移動は正中化され，症状は軽減された．

（山口耕平）

骨盤の右側方移動

治療前 / **治療後**

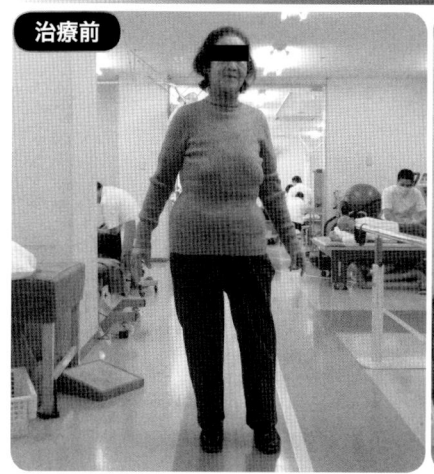

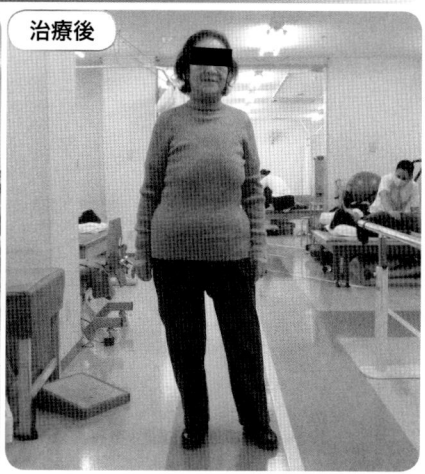

治療前の骨盤の右側方移動では前方への動きが含まれ，大腿筋膜張筋により支持が行われていたが，治療後では中殿筋の収縮が認められ，純粋な側方移動が可能となった

立 位

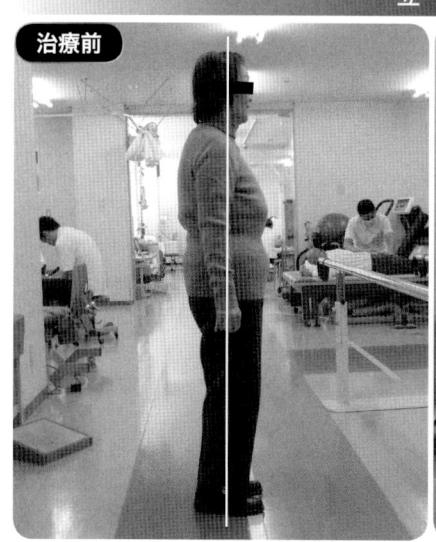

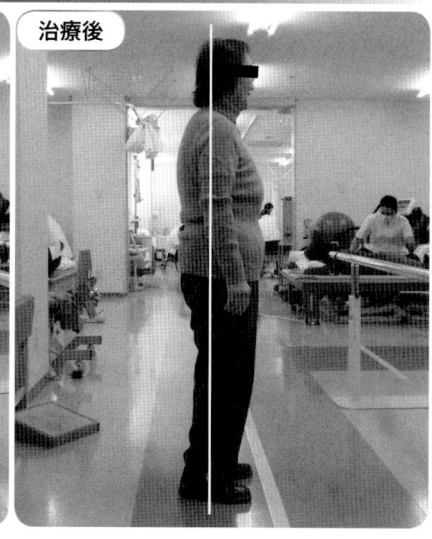

治療前 / **治療後**

治療前には体幹上部が後方へ，体幹下部が前方へシフトしているため，腰部における剪断力が予測されたが，治療後には体幹上部・下部がそれぞれ正中化され，剪断力が軽減されている

② 急性筋膜性腰痛

症例紹介

56歳，女性．2009年8月に海外旅行中，床にある荷物を膝を曲げずに持ち上げようとした際，腰痛を発症し，体幹前屈動作が困難となり，旅行直後に来院し，理学療法を実施した．

アプローチ

体幹前屈の制限因子は腰部の伸張痛であり，体幹前屈時には股関節屈曲可動域の減少，胸椎下部の過剰な後弯が認められた．

腰痛発症の要因が，股関節屈曲制限の代償としての胸椎下部の過剰運動によるものと考えられたため，まず股関節屈曲を誘導するアプローチを実施した（図77～81）．さらに胸椎下部の過剰な屈曲を抑制するために，脊柱に対してもアプローチ（図159～161）を行った．結果として，これらの可動性に改善が得られ，体幹前屈動作に関しても指床間距離の増加および疼痛の消失が認められた．

（山口耕平）

股関節屈曲

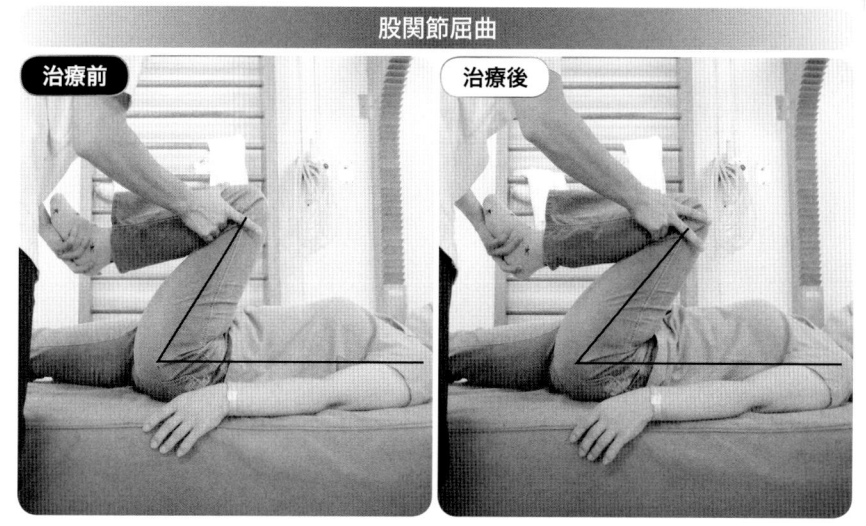

治療前にみられた股関節屈曲最終域で、股関節前面のつまるような感覚は、治療後に減少し可動域が増加した

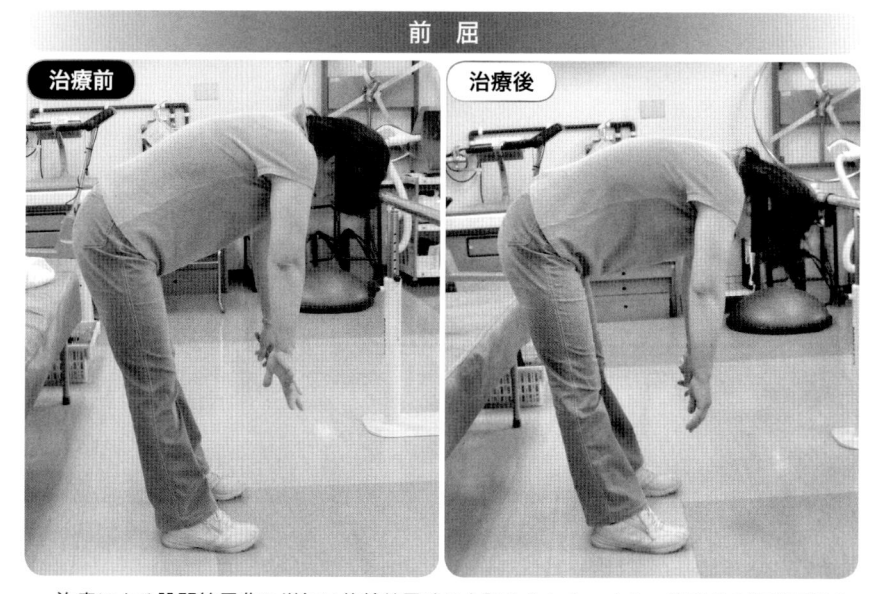

前　屈

治療による股関節屈曲の増加は体幹前屈時にも認められた．また，治療前の胸椎下部のみにみられた後弯は，治療後には胸椎全体に広がった

3 右肩関節周囲炎 ❶

症例紹介

男性．右肩関節結帯動作時および最大水平外転時の痛みを訴え，整形外科を受診し，右肩関節周囲炎の診断を受け，理学療法の実施に至った．

アプローチ

本症例は，右肩関節結帯動作時および最大水平外転時に痛みが認められ，その他の動きには痛みがみられないケースであった．また，右肩関節可動域制限としては結帯動作には制限が認められるものの，水平外転を含めその他の可動域に制限は認められなかった．右肩関節結帯動作時の動きの特徴として，右肩甲骨の下方回旋および内転，胸腰椎の伸展の減少があげられる．また，肩甲骨アライメントは前方突出位，胸椎は左回旋位で，この偏位が右肩関節水平外転時の右肩関節前面にストレスを生み，痛みを引き起こしているものと予測された．そこでアプローチは，肩甲骨下方回旋（図37），胸椎右回旋（図166，167），胸腰椎伸展（図159〜161）の誘導アプローチを行った．結果として，右肩関節結帯動作可動域の拡大および水平外転時の肩関節痛の消失が得られた．

（山口耕平）

結帯動作(後面)

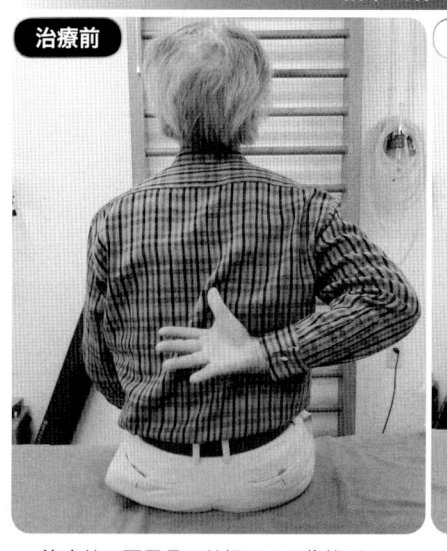

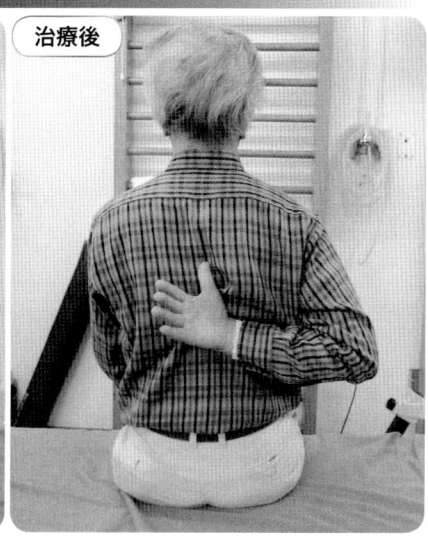

治療前 / **治療後**

治療前は肩甲骨の前傾による代償がみられたが，治療後では肩甲骨の下方回旋が出現し，代償動作も減少，指椎間距離の増加が認められた

結帯動作(側面)

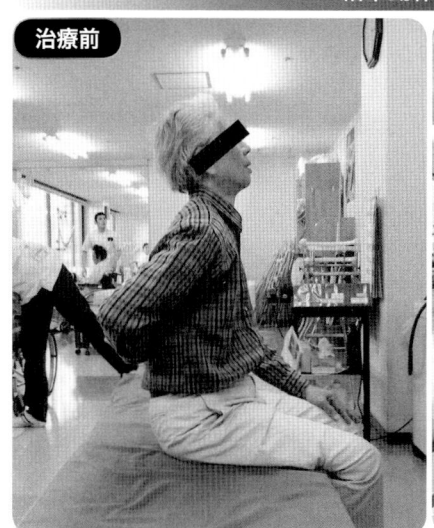

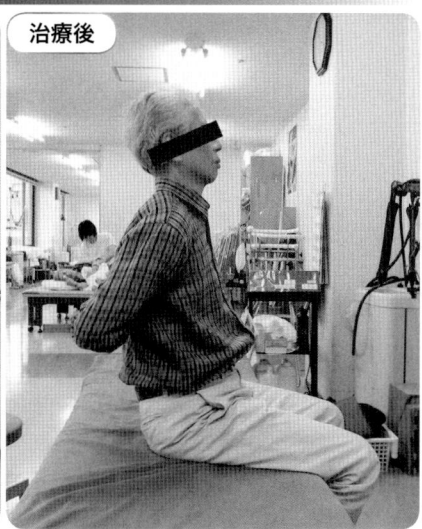

治療前 / **治療後**

治療前に比べ，脊柱に伸展がみられ，肩甲骨前傾により代償も減少している

4 右肩関節周囲炎 ❷

症例紹介

　73歳，女性．2006年に右肩関節周囲炎と診断され，その後増悪と緩解を繰り返していた．今回，右肩関節屈曲・外転可動域制限が生じてきたため，整形外科を受診し，理学療法の実施に至った．

アプローチ

　本症例の特徴として，座位姿勢，立位姿勢ともに右寛骨挙上位および腰椎右側屈位で，身体重心が左側へ偏位していることがあげられる．この姿勢を保持するために必要な右広背筋の過活動が，この右肩関節屈曲・外転制限の主な原因として考えられた．また，右肩関節屈曲に関しては随伴すべき脊柱の伸展がみられず，これも可動域減少の要因として考えられた．そこで，アプローチとしては広背筋の緩みを引き出すために右寛骨下制・腰椎左側屈の誘導アプローチ（図163～165）および胸椎伸展の誘導アプローチ（図159～161）を実施した．また，三角筋前部や上腕二頭筋長頭などにも過緊張がみられたことから，肩関節自体にも右肩関節屈曲・外転の誘導アプローチ（図6～10，16～18）を行った．結果として前述した姿勢に改善がみられ，右肩関節屈曲・外転ともに可動域の増加が認められた．

（山口耕平）

座　位

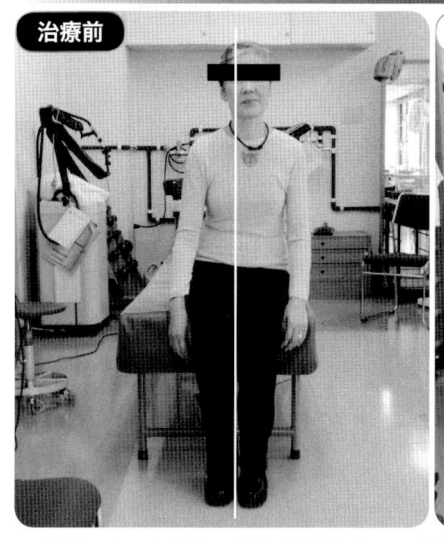

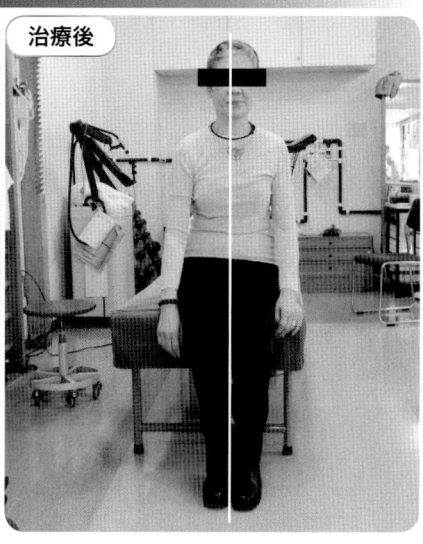

治療により右寛骨は下制が可能となり，重心（体幹）は右側へシフトし，右広背筋の過剰な筋緊張は低下した

肩関節屈曲

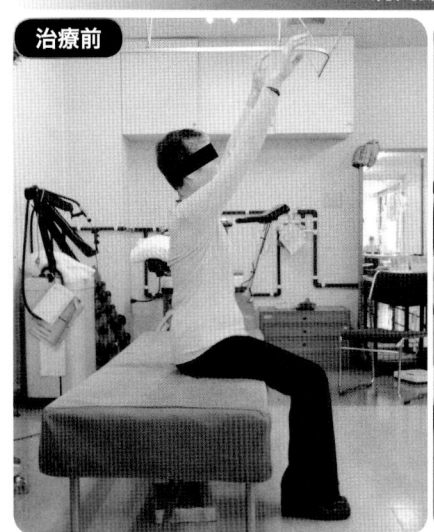

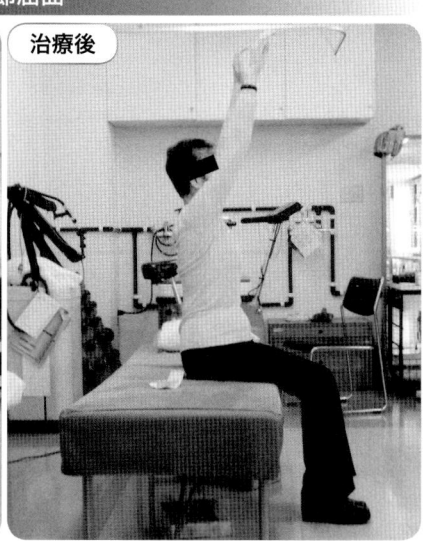

治療により脊柱の伸展が引き出されたことで，右肩関節屈曲角度は増大した

5 右脛骨高原骨折および右腓骨骨折（観血的整復固定術後）

症例紹介

女性．2008年5月30日，自宅にて棚上の物を取ろうと台にのった際，台から転落し右脛骨高原骨折および右腓骨骨折を受傷した．同年6月3日に観血的整復固定術（ORIF：open reduction and internal fixation）を施行した．理学療法の実施経過中の8月初旬に都合により急遽退院し，娘宅に転居することとなり通院困難となった．2009年5月より自宅復帰したが，右膝関節屈曲制限による正座困難の訴えがあり，外来通院が再スタートとなった．

アプローチ

正座実施時の制限因子は，右膝関節最大屈曲時の右膝窩部外側のつまるような痛みであった．また，正座動作時の初期に右腸骨前傾（右股関節屈曲）の不足と骨盤の右回旋および左傾斜が認められた．

そこで，右腸骨前傾および股関節屈曲（図77〜81）と右膝関節屈曲（図105〜108）を誘導するアプローチを実施した．結果として，治療直後には殿部が踵に接するまでに至り，1週間後の治療後には上肢の支持を外しても正座が可能となった．

（山口耕平）

正　座

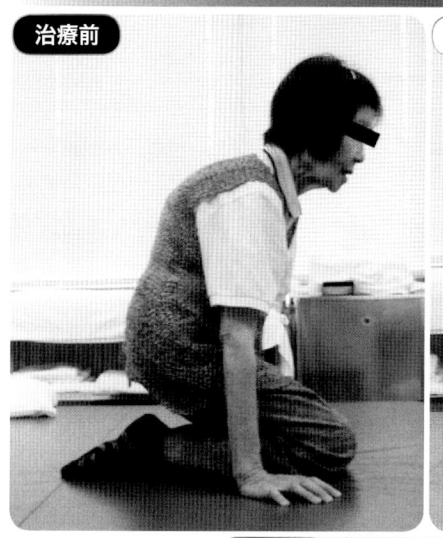

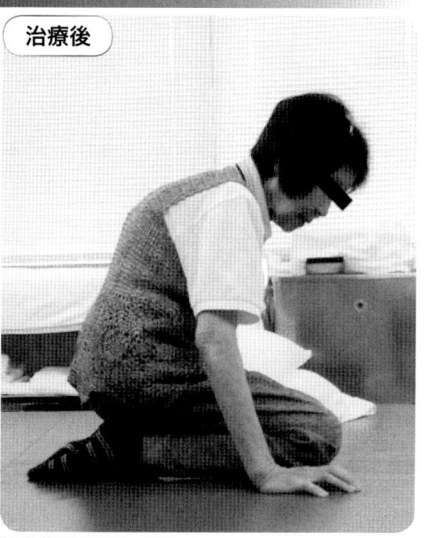

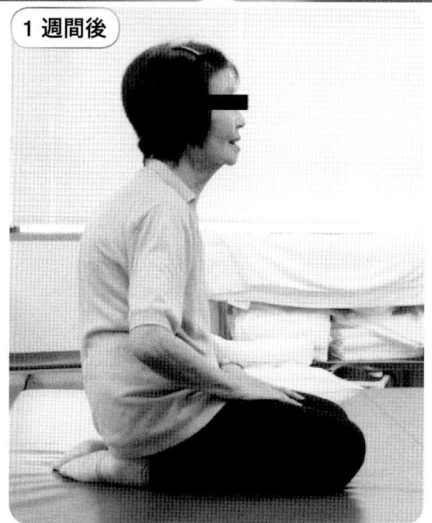

治療前 / **治療後** / **1週間後**

右膝窩部外側につまるような痛みを訴えていたが，治療直後には殿部が踵に接するまでに至り，1週間後の治療後には上肢の支持を外しても正座が可能となった

6 右シンスプリント

症例紹介

　18歳，女性．大学部活にてアスリートレベルでバドミントンを行っている．以前よりシンスプリントの診断を受けていたが，今回，急激に腰痛と右脛骨内側縁に強い運動時痛・圧痛が生じたため，整形外科を受診し，理学療法の実施に至った．

アプローチ

　姿勢・歩行・ランジ動作から，バドミントン時の右前足部の荷重優位傾向および骨盤後傾による右足関節底屈モーメントの増大が推測され，その結果としてシンスプリントが発症したと考えられた．また，体幹前屈動作では骨盤前傾の減少，脊柱の過剰な屈曲が認められ，腰痛が生じていた．全動作でみられる骨盤前傾の減少傾向については，右股関節内旋の可動域増大が主な原因として考えられた．よって，アプローチとしては右股関節外旋（図101〜103）・屈曲（図77〜81）の誘導および仙骨前傾・腰椎前弯の誘導を行った．結果として，動作時の右脛骨内側縁の圧痛・運動時痛は軽減し，腰痛も消失した．翌日からはバドミントンの実施が可能となった．

〈山口耕平〉

ランジ動作

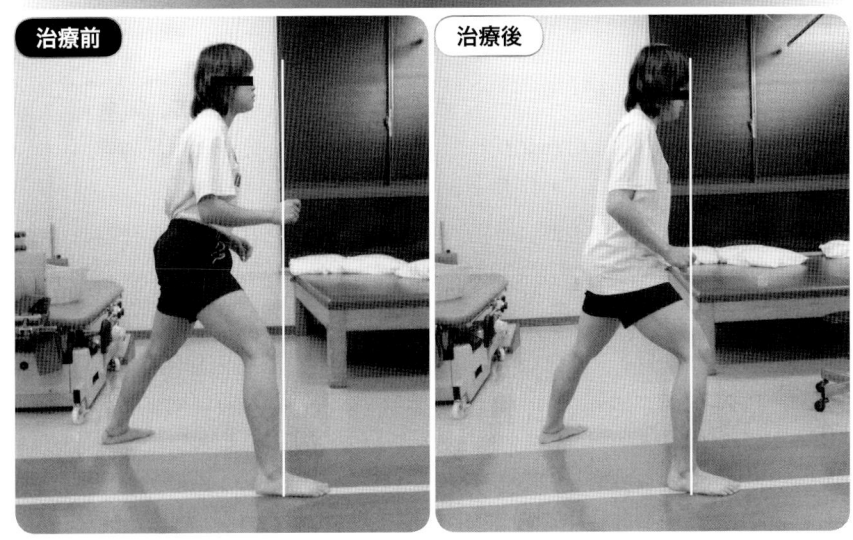

治療前 / **治療後**

治療前，右骨盤の前傾は十分に行えておらず体幹は起き上がり，骨盤（重心）の位置も後方であった．治療後には骨盤および体幹が前傾したことにより，後足部荷重を維持した状態での重心移動が可能となった．結果として，右脛骨内側縁の痛みは軽減した

前 屈

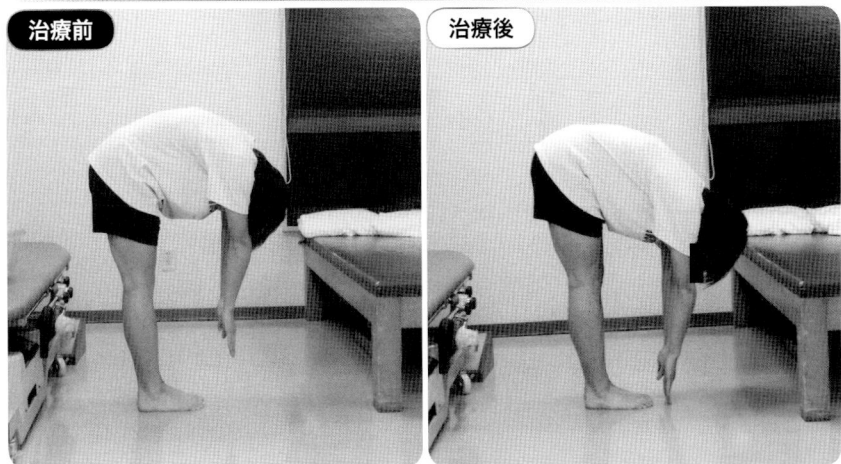

治療前 / **治療後**

治療により，股関節の屈曲が増加し，胸椎部の過剰な屈曲は抑制されたため，指床間距離は減少した

7 左脛骨高原骨折

症例紹介

　56歳，男性．2009年6月5日バイク走行中に転倒し，左脛骨高原粉砕骨折を受傷してORIFを施行した．左下腿には環状型創外固定を装着した．同年9月8日，環状型創外固定を抜去し，膝・足関節に積極的な関節可動域運動を開始した．右下肢荷重については，創外固定抜去後にPTB（patella tendor weight bearing）装具を経て，その後は部分荷重を行い，同年12月7日より全荷重を開始した．

アプローチ

　左下肢全荷重でしゃがみ動作を行った．左中・大殿筋機能低下および左股関節屈曲，足関節背屈可動域制限により，左下肢への荷重が十分に行われておらず動作困難であった．

　そこで，左股関節に対する屈曲（図77〜81）および安定化（図84〜89）の誘導アプローチ，左足関節に対しては腹側と背側の両側から足関節背屈（図115〜117）の誘導アプローチを行った．特に下腿については長期の環状型創外固定により皮膚の可動性の低下が認められたため積極的に行った．結果として，しゃがみ時の左下肢への体重移動および殿部の下方移動の増加が認められた．

（山口耕平）

しゃがみ動作（側面）

治療前 / **治療後**

治療により，左股関節屈曲および左脛骨前傾（足関節背屈）が増加し，しゃがみの深さも増大した

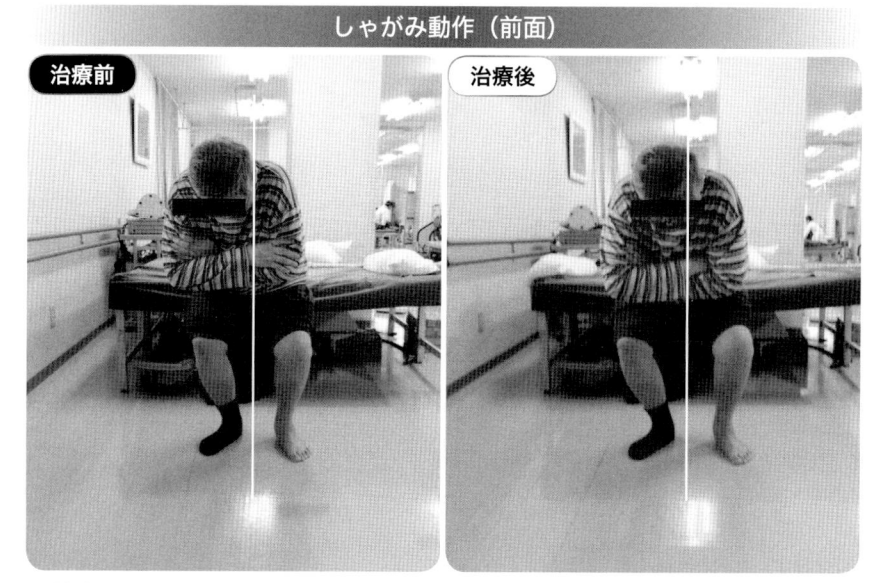

しゃがみ動作（前面）

治療前 / **治療後**

治療により左下肢，特に左股関節の支持機能は向上し，左側への体重移動が認められた

8 右胸郭出口症候群

症例紹介

61歳，女性．以前より両変形性膝関節症の診断を受け，理学療法を続けていた．今回，右手小指側のしびれを訴え胸郭出口症候群と診断されたため，この愁訴に対してもアプローチすることとなった．

アプローチ

ライトテストは陽性であり，右胸筋群の過緊張が認められた．座位姿勢における右肩甲骨のアライメントは下方回旋・前方突出位で，胸椎は左回旋位で右回旋可動域は減少傾向であった．また，右前腕遠位回内位，手関節掌屈・尺屈位が認められ，この傾向は前述した右肩甲骨のアライメントに影響を与えているものと考えられた．よって，アプローチは胸椎右回旋（図166〜169），前腕回外（図50〜51），手関節橈屈・背屈（図52〜53，図56〜58）の誘導アプローチを実施した．結果として，これらの異常アライメントが修正されたことにより胸筋群の筋緊張は低下し，そのためライトテストも陰性化，右小指側のしびれも消失した．

（山口耕平）

座 位

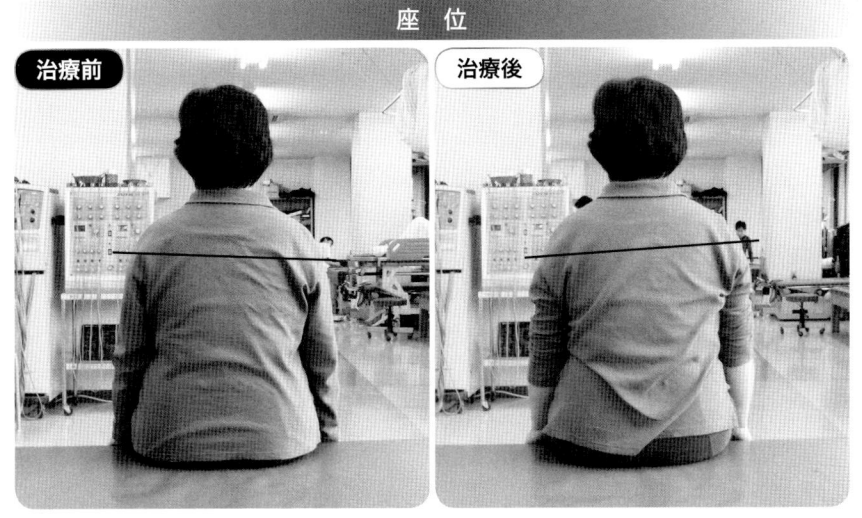

治療前 / **治療後**

治療により右肩甲骨のアライメントは上方（上方回旋方向）へシフトし，症状は消失した

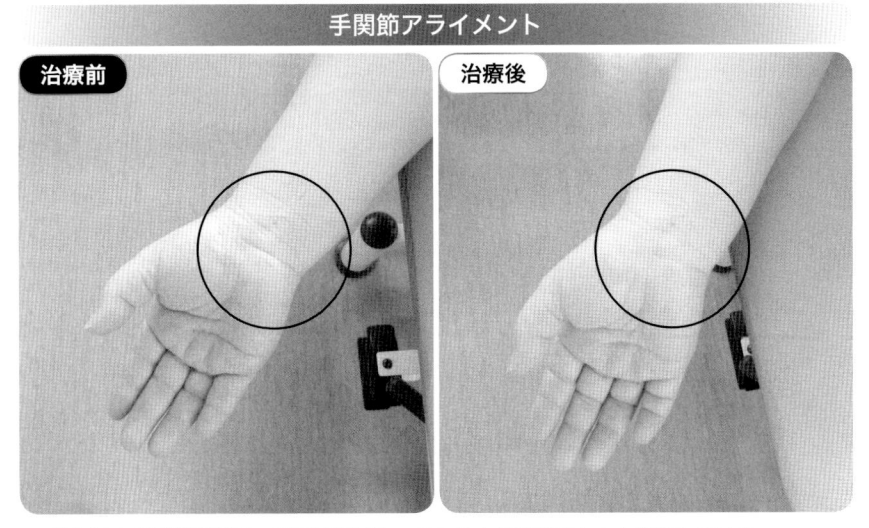

手関節アライメント

治療前 / **治療後**

治療により手関節掌屈・尺屈は軽減し，それにより手首のしわも軽減している

⑨ 橈骨遠位端骨折

症例紹介

71歳，女性．転倒により右橈骨遠位端骨折（保存治療）と診断された．運動時痛はないが，手関節底屈および背屈時に著明な関節可動域制限を認めた．手関節底屈時には最終域で橈側手根骨手背部に伸張感が生じ，手関節背屈時には同部につまり感が生じた．

アプローチ

アプローチ前の手関節の状態としては，固定後の浮腫の残存による著明な皮膚の可動性低下が認められ，また手根骨回内位（相対的に橈骨が回外位）が確認された．手関節背屈可動域の改善アプローチとしては，まず手根骨背側部の皮膚を回外方向へ，橈骨遠位背側部を回内方向へ誘導して，手関節回内・回外中間位を獲得した．その後，手関節掌屈・背屈の誘導アプローチ（図52～55）を行った．

本症例は6週間という固定期間を有していたことから，受傷・固定後の浮腫の影響により皮膚の可動性が著しく制限されていたため，各方向への可動性を改善させる必要があったと考えられた．

（相谷芳孝）

第 2 節　症例紹介

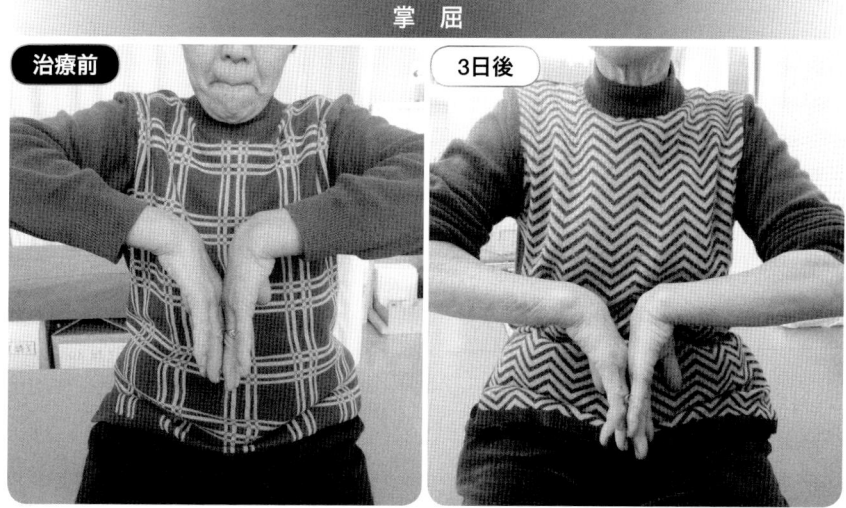

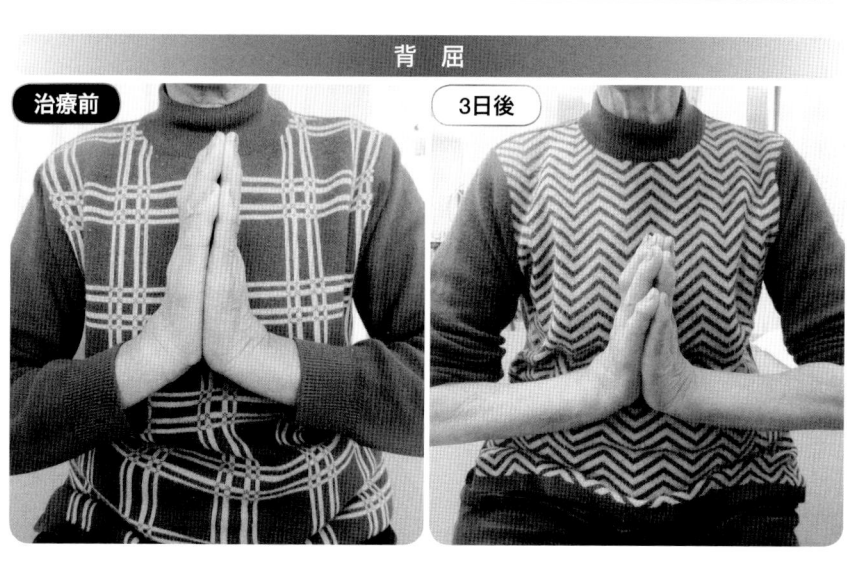

掌　屈

治療前　／　3日後

背　屈

治療前　／　3日後

10 頸部痛（寝違え）

症例紹介

43歳，女性．腰椎椎間板ヘルニアと診断され，リハビリ期間中に寝違え（頸部痛）を生じた．前日，長時間座位にて頸部左回旋位を強いられ，翌日起床時より頸部伸展時痛が右菱形筋・肩甲挙筋に出現した．

アプローチ

姿勢アライメントとしては平背（flat back）・胸郭扁平であり，右肩甲骨内転位，右上腕骨の前方変位が確認された．疼痛の発生機序としては，右菱形筋・肩甲挙筋が長時間伸張された結果，筋緊張の増大を招き，この状態での筋収縮により痛みが生じていると考えられた．これは，右上腕骨内旋位により肩甲骨外転を伴い，右菱形筋・肩甲挙筋が伸張された結果によるものと考えられた．そのため，右上腕骨を外旋方向へと誘導し（図27〜29），同筋の過度な伸張位を回避することで，弛緩が得られた．

また，頸椎上部で過剰な伸展および頸椎下部・胸椎上部で伸展減少が認められたため，前胸部の皮膚を頭方へ誘導し，頸椎下部・胸椎上部の伸展（図142）を促した結果，可動域の改善が認められた．

（相谷芳孝）

座位側面・頸部伸展

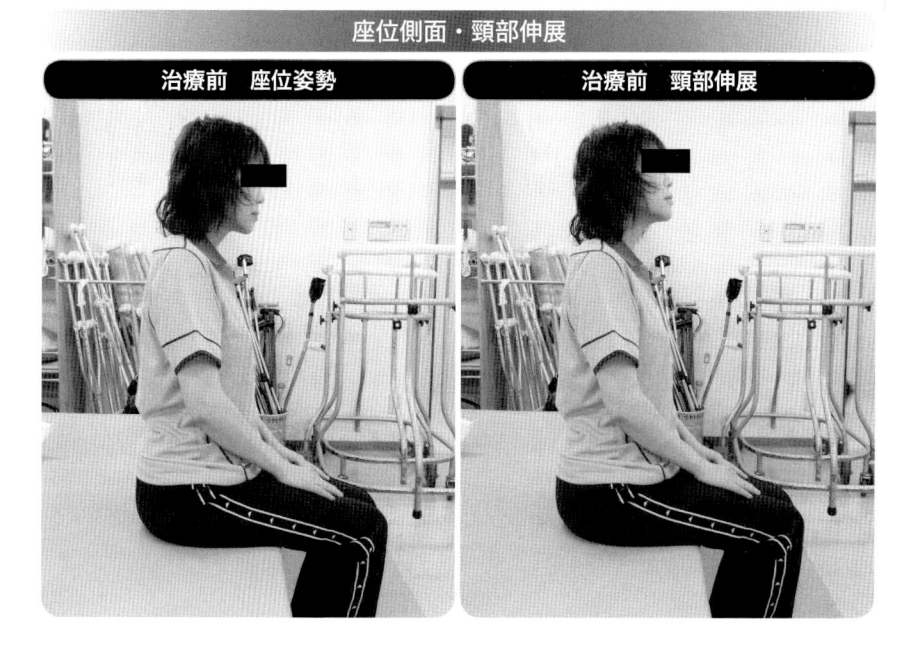

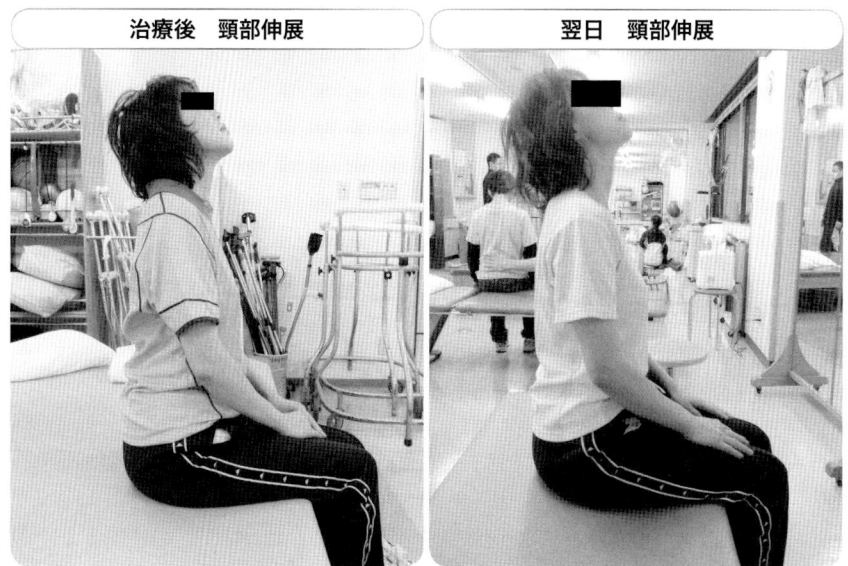

治療前　座位姿勢

治療前　頸部伸展

治療後　頸部伸展

翌日　頸部伸展

治療前の座位・頸部伸展時ともに，肩甲骨が内転・挙上位で保持されている．治療後に右菱形筋・肩甲挙筋の弛緩が得られ，肩甲骨は外転・下制している

第3節　今後の展望

1　筋緊張の改善

　皮膚の可動性と身体上の位置が改善すると筋緊張が改善する傾向があるようである．これは前述の浅筋膜とその下層部にある筋の間の滑走が改善することが最も大きい要因のように考えられる．関節モーメントを発揮するための大筋群の要素が関節不安定性に関与するといわれる近年の発表から，深層筋のエクササイズを効果的に発揮するためにも皮膚の運動が重要ではないかと考えている．

2　姿勢の改善

　皮膚を人の最外層部と捉えることによって，その可動性や移動している方向性を捉えるよい方法は姿勢を把握することである．例えば，円背では円背部の皮膚の移動方向があると考えられ，またその方向に皮膚が移動することで他の部位に対しても影響を及ぼしていると考えられる．上肢挙上でも母指側と小指側で反対方向に移動するような皮膚の挙動特性を正確に把握することで姿勢の改善は，より効率的に行われる可能性が高いと考えられる．

3　おわりに

　第1章の第4節「5．皮膚の評価」の項で述べたが，他動的伸張性の低下は姿勢から判断できると筆者は考えている．原則的には運動中に最も動きにくい部位を探すこと，そのことが評価につながるのではないかと想定している．運動連鎖というと連結を想像するが，全身的影響を考えるのには皮膚のような組織が最も理屈には合致するように思う．制限があることで他の部位に代償を生

じさせることは，関節運動にみられる代償とまったく同様のことと考えられるのではないだろうか．この皮膚の運動特性をいま一度見直して，他の手技などと併用することで運動療法に対して，さらなる発展性が期待できるのではないかと考えている．

　本書では，まだまだ検証の必要な事項ばかりで理論的根拠の浅薄さについては，読者の批判を待つ前に筆者が認識している．特に欠落した部分について今後必ず検証を加え，新たな情報を提供していきたいと考えている．

皮膚運動学─機能と治療の考え方
ひふうんどうがく　きのう　ちりょう　かんが　かた

発　　行	2010 年 10 月 1 日　第 1 版第 1 刷	
	2020 年 2 月 20 日　第 1 版第 7 刷©	
編　　者	福井　勉	
	ふくい　つとむ	
発行者	青山　智	
発行所	株式会社　三輪書店	
	〒 113-0033　東京都文京区本郷 6-17-9	
	☎ 03-3816-7796　FAX 03-3816-7756	
	http://www.miwapubl.com	
印刷所	三報社印刷株式会社	

本書の内容の無断複写・複製・転載は、著作権・出版権の侵害となることがありますのでご注意ください。

ISBN 978-4-89590-370-7 C 3047

JCOPY 〈出版者著作権管理機構 委託出版物〉

本書の無断複製は著作権法上での例外を除き禁じられています．複製される場合は、そのつど事前に、出版者著作権管理機構（電話 03-5244-5088, FAX 03-5244-5089, e-mail：info@jcopy.or.jp）の許諾を得てください．

■EBM確立に向けた技術から始まる、臨床家88人の熱き挑戦！

ブラッシュアップ理学療法
88の知が生み出す臨床技術

好評書

編集　福井 勉（文京学院大学）

　理学療法にEBMが重要であることは、今さら改めて言うまでもないだろう。しかし、理学療法の技術特異性とこれまでの歴史から、参考となる研究が多いとはいえないことも事実である。その中で、先行研究を発想の起点と考えることには限界がある。理学療法の臨床はアイデアの宝庫であり、経験から導き生み出されるその技術・知識は、非常に優れたものが多いが、先のEBMという障害のため、まだまだ世間に公表されていないものが存在する。

　そこで本書は、眠っているダイヤの原石（技術）に焦点をあて、全国各地で活躍している臨床家に「自身が考え発想した独自性のある臨床技術のみ」を、現在の最新知見をもとに述べてもらった。ここにはEBMはまだないが、脳天から尾骶骨までを突き抜けるような衝撃と、未来を明るくする治療のヒントが詰まっている。ここで紹介した技術は、今後検証を重ね、確立したものへと昇華していくだろう。

　現場で暗中模索しながら悩み苦しんでいる新人から、治療の行き詰まりを感じている上級の臨床家まで役立つ、他に類を見ない書である。ぜひ一読を勧める。

■主な内容■

頭部・頸部
- 髪型による頭位変化と体幹に与える影響
- 頭部前方位姿勢・動作の修正
- 不良姿勢を自己正中化する方法
- 舌骨を指標とした理学療法の展開
- など

上 肢
- 肩こりを楽にする
- 肩関節周囲炎に対する手からのアプローチ
- 肩関節障害にみられる頭頸部の代償パターンを微調整する
- 肩関節・肩峰下インピンジメント症候群を改善させる
- など

体 幹
- 体幹の回旋を改善させる方法
- 胸郭の屈曲分節を改善させる
- 上半身の姿勢偏位の評価と修正
- 胸郭から下肢の運動連鎖を誘発する
- など

下 肢
- スポーツ障害に対する骨盤回旋・側方偏位のコントロール
- トレンデレンブルグ徴候を陰性化する
- 体幹安定で下肢の分離運動を行う
- 骨盤と大腿部の分離運動を促す
- など

動作のコントロール
- 二関節筋の特性を生かしたトレーニング
- 立ち上がり時の重心前方移動を可能にする
- 床反力変化の順序性に着目したエクササイズ
- ヒトの動き方─個性に合わせた動作戦略の提案
- など

●定価（本体5,800円+税）B5　頁400　2012年　ISBN 978-4-89590-415-5

お求めの三輪書店の出版物が小売店にない場合は、その書店にご注文ください。お急ぎの場合は直接小社へ。

〒113-0033　東京都文京区本郷6-17-9 本郷綱ビル

三輪書店

編集 ☎03-3816-7796　📠03-3816-7756
販売 ☎03-6801-8357　📠03-6801-8352
ホームページ　http://www.miwapubl.com